Karl Lennert

Histopathologie der Non-Hodgkin-Lymphome

(nach der Kiel-Klassifikation)

In Zusammenarbeit mit H. Stein

Mit 68 zum Teil farbigen Abbildungen

Springer-Verlag
Berlin Heidelberg New York 1981

Prof. Dr. Dr. h.c. KARL LENNERT
Institut für Pathologie
Klinikum der Christian-Albrechts-Universität
Hospitalstraße 42, 2300 Kiel

Prof. Dr. H. STEIN
Institut für Pathologie
Klinikum der Christian-Albrechts-Universität
Hospitalstr. 42, 2300 Kiel

ISBN-13: 978-3-642-96607-1 e-ISBN-13: 978-3-642-96605-7
DOI: 10.1007/978-3-642-96605-7

CIP-Kurztitelaufnahme der Deutschen Bibliothek
Lennert, Karl:
Histopathologie der Non-Hodgkin-Lymphome/Karl Lennert.
In Zsarb. mit H. Stein.
Berlin, Heidelberg, New York: Springer, 1980
ISBN-13: 978-3-642-96607-1

Softcover reprint of the hardcover 1st edition 1981

2121/3130-543210

Vorwort

Kurz nach Erscheinen unseres Handbuchs über die Non-Hodgkin-Lymphome wurden Stimmen laut, die nach einem kleinen handlichen Abriß der Lymphomdiagnostik riefen. Auch die Mitglieder des Europäischen Lymphom-Clubs (J. Diebold, Paris, R. Gérard-Marchant, Villejuif, Y. Kapanci, Genf, G. Kelényi, Pécs, H. Noel, Brüssel, F. Rilke, Mailand, A.G. Stansfeld, London, und J.A.M. van Unnik, Utrecht) bestärkten mich darin, einen solchen Ratgeber für den diagnostischen Alltag zu schreiben. Ja sie identifizierten sich mit diesem Plan und stellten sich für die Übersetzung in mehrere Sprachen zur Verfügung. So habe ich J. Diebold, R. Gérard-Marchant, F. Rilke und A.G. Stansfeld für die prompte Übertragung ins Französische, Italienische und Englische zu danken. F. Rilke übernahm die Initiative, einen Beitrag zur „Working Formulation for Clinical Usage" zu verfassen. Übersetzungen in weitere Fremdsprachen wurden von ehemaligen Mitarbeitern und befreundeten Kollegen bereitwillig durchgeführt, so von A. Llombart Bosch ins Spanische, von Irene Lorand und J.M. Machado ins Portugiesische und von N. Mohri ins Japanische. Das Erscheinen in verschiedenen Sprachen einschließlich meiner Muttersprache sollte den Gebrauch des Abrisses im Alltag weiter erleichtern.

Die kurze Darstellung basiert ausschließlich auf der Kiel-Klassifikation, in der eine Synthese von Morphologie und Immunologie angestrebt wird. Daher wurden von H. Stein die wichtigsten immunologischen Daten der einzelnen Lymphome eingefügt. Auf eine detaillierte klinische Darstellung wurde verzichtet, sie wird von G. Brittinger und den Mitgliedern der Kieler Lymphomgruppe vorbereitet. Im übrigen konnte in der knappen Darstellung auf seltene Entitäten wie Schwerkettenkrankheiten nur ganz kurz eingegangen werden. Auch wurde nur die wichtigste und aktuelle Literatur aufgeführt.

Ich bin auch bei der Herausgabe dieses Abrisses viel Dank schuldig, vor allem den Mitgliedern des Europäischen Lymphom-Clubs, der Kieler Lymphomgruppe und den Mitarbeitern des Instituts für Pathologie Kiel.

Ich danke Frau M. Soehring für die umsichtige, unermüdliche Sekretariatsarbeit und die Vorbereitung des englischen Manuskriptes sowie Frau D. Schmidt für die präzise Bibliographie.

Der Springer-Verlag, voran Herr Dr. Drs. h.c. H. Götze und Herr B. Lewerich, hat mit diesem kleinen Buch wieder viel Verständnis und hohe Leistungsfähigkeit bewiesen. Auch dafür bin ich dankbar.

Kiel, Dezember 1980 — Karl Lennert

Inhaltsverzeichnis

Abkürzungen

ALL	akute lymphoblastische Leukämie
BSG	Blutkörperchensenkungsgeschwindigkeit
C3	dritte Komponente des Complements
C3b	C3-Fragment nach Abspaltung von C3a
C3d	C3b-Fragment nach Abspaltung von C3c
CIg	(intra)cytoplasmatisches Immunglobulin
CLL	chronische lymphocytische Leukämie
EAC	Erythrocyten-Antikörper-Complement-Komplex
EBNA	Epstein-Barr-Kernantigen
EBV	Epstein-Barr-Virus
EBV-DNA	EBV-Desoxyribonukleinsäure
EpiLgr	epitheloidzellige Lymphogranulomatose
FCC	Follikelzentrumszellen
HE	Hämatoxylin-Eosin
HTLA	humanes T-Lymphocytenantigen
Ig	Immunglobulin
LgrX	Lymphogranulomatosis X
LK	Lymphknoten
LP-Immunocytom	lymphoplasmocytisches/lymphoplasmocytoides Lymphom
MGP	Methylgrün-Pyronin
ML	malignes Lymphom
PAP	Peroxidase-Antiperoxidase
PAS	Perjodsäure-Schiff
Schafs-E	Schafserythrocyten
WF	„Working Formulation“

Praktische Ratschläge zur Lymphomdiagnostik

1. Die Lymphknotendiagnostik beginnt bei der Biopsie. Der Operateur darf das Präparat nicht quetschen, muß eine genügend große Probe gewinnen, sollte wenn möglich – eventuell mit Unterstützung des Internisten oder Pädiaters – Tupfpräparate auf gut entfetteten Objektträger von der frischen Schnittfläche anfertigen und dann den Lymphknoten sofort in die Fixierlösung legen.

2. In der Regel ist eine 6- bis 12stündige Fixierung in 1:4 verdünnter gepufferter Formalinlösung ausreichend. Für cytologisch besonders gute Präparate kann man Speziallösungen, z.B. absoluten Alkohol 750 ml + Formalin (unverdünnt) 200 ml + Eisessig 50 ml, anwenden. Bouinsche Lösung ist wenig geeignet.

3. Der häufigste Fehler in der Lymphknotenaufbereitung ist eine unsachgemäße *Einbettung*. Eine *gute* Paraffin- oder Paraplast-Einbettung genügt für die Alltagsdiagnostik, der Lymphknoten muß jedoch schonender eingebettet werden als das übrige Untersuchungsgut des Pathologen. Daher ist es *unerläßlich*, den Lymphknoten in einer *getrennten* Einbettungsprozedur (eigenes Einbettgerät, notfalls mit der Hand!!) in Paraffin zu bringen. Kunststoffeinbettung ist für die cytologische Analyse sehr hilfreich, jedoch nicht unbedingt erforderlich. Es ist jedoch möglich, durch Umbettung in Kunststoff schlecht Paraffin-eingebettetes Gewebe zu retten und cytologisch analysierbar zu machen.[1]

4. Bei guter Einbettung gelingt es mühelos, 4 µm dicke Schnitte anzufertigen. Diese dürfen nicht zu heiß gestreckt und getrocknet werden (nicht über 45° C).

5. Die wichtigste Färbung der Lymphknotendiagnostik stellt die *Giemsa-Färbung* dar; nur sie gestattet eine differenzierte Zelldiagnostik nach den Regeln der Hämatologie. Die Giemsa-Färbung muß jedoch ausgezeichnet sein. Eine schlechte Giemsa-Färbung ist weniger als keine! Die Stammlösung sollte von Merck (*Darmstadt*) sein, andere Giemsa-Lösungen führen in der Regel nicht zu brauchbaren Resultaten. Die Methylgrün-Pyronin-(MGP-)Färbung mag als Unterstützung dienen: Die (rote) Pyroninophilie entspricht der (blauen) Basophilie der Giemsa-Färbung. Zusätzlich sollten immer eine Versilberung (Gomori oder ähnliche), Perjodsäure-Schiff-(PAS-)Reaktion und Hämatoxylin-Eosin-(HE-)Färbung vorliegen. Es empfiehlt sich ferner, immer einen ungefärbten Reserveschnitt für etwaige Spezialfärbungen (z.B. Chloracetatesterase-Reaktion) anzufertigen.

6. Tupfpräparate sind für die cytologische Analyse sehr nützlich. Wir fertigen daher von ihnen, möglichst 1 Tag nach Präparatgewinnung (nicht früher und möglichst auch nicht wesentlich später) Pappenheim-Färbungen an. Außerdem

---

1 J.D. ELEMA, persönliche Mitteilung, 1979

führen wir zumindest die saure Phosphatase- und die saure Esterase-Reaktion durch; denn mit ihrer Hilfe kann man einen erheblichen Teil der T-Zellen und die histiomonocytären Zellen identifizieren. Weitere cytochemische Reaktionen mögen wissenschaftlich interessant sein, bringen aber keine wesentliche diagnostische Mehrinformation.

7. Liegen die Lymphknotenschnitte (und Tupfpräparate) zur Diagnostik vor, so studiere man sie, *bevor* die klinischen Daten zur Kenntnis genommen werden. Erst wenn eine vorläufige Diagnose erstellt ist, werden die klinischen Daten daraufhin befragt, ob sie mit dem morphologischen Bild übereinstimmen. Der umgekehrte Weg führt häufig auf eine falsche Fährte, zumindest verhindert das vorherige Studium der klinischen Angaben eine objektive unabhängige Befunderhebung. Das wichtigste klinische Datum ist das Alter der Patienten.

8. Die mikroskopische Untersuchung mit schwacher Vergrößerung hat in der Lymphknotenbeurteilung eine viel geringere Bedeutung als in der übrigen pathologisch-histologischen Diagnostik, da die Beurteilung vorwiegend *zellulär*, weniger strukturell ist. Dennoch beginnt jede histologische Lymphknotenuntersuchung mit der schwachen Objektivvergrößerung, um zu sehen, ob die Lymphknotenstruktur zerstört oder erhalten ist. Sie ist bei malignen Neoplasien im allgemeinen zerstört. Aber sie kann auch bei reaktiven Prozessen zerstört und bei Neoplasien wenigstens teilweise erhalten sein (!). Weiterhin erkennt man herdförmige Veränderungen, Metastasen und Läsionen der Lymphknotenumgebung. Besondere diagnostische Bedeutung kommt einer etwaigen Nodularität zu.

9. Ist die Lymphknotenstruktur zerstört, d.h. sind keine Follikel oder Sinus abgrenzbar, so muß die cytologische Analyse bei starker oder stärkster Objektivvergrößerung ergeben, welcher Art der Prozeß ist. Man stellt zunächst (bei Giemsa-Färbung) fest, ob der Prozeß monoton oder buntzellig ist. Wenn er monoton ist, gilt es zu klären, ob die Zellen klein, mittelgroß oder groß sind. Kernform, Nukleolenzahl, -größe und -lage, Cytoplasmabreite und -färbbarkeit sind weitere Kriterien zur Definition des Zelltyps. Weitere Einzelheiten zur Chromatinstruktur und Cytoplasmabeschaffenheit entnehmen wir den Tupfpräparaten. Für eine gute cytologische Analyse auch des Schnittpräparates sollte der noch Ungeübte die Ölimmersion benutzen.

10. Ist die vorherrschende neoplastische Zelle der Lymphocyt, so suchen wir im PAS-Präparat nach positiven kugeligen Einschlüssen. Liegt eine monotone mittelgroßzellige („lymphoblastische") Proliferation vor, so führen wir die Chloracetatesterase-Reaktion durch, um eine myeloische Neoplasie auszuschließen. Wir streben gerade in solchen mittelgroßzelligen Neoplasien auch die cytochemische Untersuchung von Tupfpräparaten an, um T-lymphoblastische Lymphome zu erkennen. Notfalls können wir – bei leukämischem Blutbild – auch Blutausstriche heranziehen.

11. Das Faserpräparat läßt die Lymphknotenstruktur besonders gut überblikken, dient zur Abgrenzung von Metastasen gegenüber Lymphomen und läßt noduläre bzw. follikuläre Wachstumstypen am besten erkennen. Auch sind Zahl und Anordnung kleiner Gefäße (Kapillaren, Venolen) deutlicher als in allen anderen Färbungen zu bestimmen. Eine Vermehrung der Kapillaren spricht für eine histiocytäre oder monocytäre Neoplasie, eine Vermehrung der epitheloi-

den Venolen für eine niedrigmaligne T-Zellenneoplasie. Die Gitterfasermenge ist ein wenig brauchbares Kriterium, die starke Vermehrung von Gitterfasern und Kapillaren bei histio/monocytären Neubildungen verdient jedoch Beachtung.

12. Mit der Immunperoxidase-Technik (PAP-Methode) lassen sich im Paraffinschnitt intracytoplasmatisch lokalisierte Antigene zuverlässig und spezifisch nachweisen. Für die Lymphomdiagnostik am wichtigsten ist der Nachweis von intracytoplasmatischen Immunglobulinen (CIg) und Lysozym. Der Nachweis von CIg dient einmal zur Abgrenzung CIg-positiver Lymphome gegenüber CIg-negativen Lymphomen (z.B. LP-Immunocytom gegen B-CLL oder B- gegen T-immunoblastisches Lymphom). Zum anderen gibt die Darstellung der leichten Ketten (κ und λ) Aufschluß über die Monoklonalität oder Polyklonalität einer Zellproliferation. Bei einer monoklonalen Proliferation färben sich die proliferierenden Zellen nur für *einen* Leichtkettentyp, d.h. entweder für κ oder λ an, während sich eine polyklonale Proliferation dadurch auszeichnet, daß man nebeneinander κ-positive und λ-positive Zellen in einem Verhältnis von ca. 2:1 findet. Monoklonalität spricht für Bösartigkeit, Polyklonalität für Gutartigkeit. Der Nachweis von Lysozym ist für die Identifikation histiocytärer Neubildungen wichtig.

13. Immunologische Untersuchungen an Zellsuspensionen oder an Kryostatschnitten von frisch übermitteltem Gewebe sind für die meisten Lymphome nicht erforderlich, da die B- oder T-Zellzugehörigkeit meist morphologisch erschlossen werden kann. In allen unklaren Fällen jedoch sollten immunologische Untersuchungstechniken herangezogen werden, wozu meist eine zweite Biopsie unumgänglich ist.

14. Elektronenmikroskopische Untersuchungen führen nur in seltenen Fällen diagnostisch über die technisch perfekte Lichtmikroskopie hinaus.

15. Die Diagnose soll klar und kurz sein. Gelingt es nicht, eine eindeutige Diagnose des malignen Lymphoms zu stellen, so reicht für die Einschlagung der richtigen Therapie oft schon die Angabe, ob es sich um ein niedrig- oder hochmalignes Lymphom handelt. Diese Aussage sollte unter allen Umständen angestrebt werden, notfalls mit einer erneuten Biopsie.

Allgemeiner Teil

1. Die Prinzipien der Kiel-Klassifikation

Während in Deutschland bis zur Einführung der Kiel-Klassifikation eine alte einfache Lymphomeinteilung (LENNERT 1967, 1969) angewandt wurde, fand die von RAPPAPORT (1966) empfohlene Klassifikation unter dem Eindruck ihrer klinischen Relevanz zunehmend mehr Verbreitung in den westlichen Ländern. Da diese jedoch ebensowenig wie die alte deutsche Klassifikation den Erkenntnissen der modernen Immunforschung entsprach, war es erforderlich, das neue Wissen der Lymphocytenforschung auf die Neubildungen der Lymphocyten und ihrer Varianten zu übertragen. Hierbei waren drei Schritte nötig: (1) Mußten die einzelnen Zellen des lymphatischen Gewebes (und ihrer Neubildungen) mit subtiler hämatologischer und cytochemischer Technik definiert werden. (2) Mußten die immunologischen Eigenschaften (Marker) der morphologisch identifizierten Zellen bestimmt werden. (3) Galt es, in den Lymphomen die normalen Zellvorbilder morphologisch und immunologisch wiederzufinden. Auf diese Weise gelang es, die malignen Lymphome (ML) neu zu verstehen und – unter Berücksichtigung der Kriterien der allgemeinen Pathologie und der Hämatologie sowie des klinischen Verhaltens – eine neue Ordnung vorzuschlagen. Darauf beruht die sogenannte Kiel-Klassifikation.[2]

Einen ähnlichen Weg gingen LUKES u. COLLINS.[3] Sie benutzten zunächst die Kernform zur Zellcharakterisierung. Sie grenzten Follikelzentrumszellen (FCC) mit gekerbten oder nicht gekerbten Kernen, sowie lymphoide Zellen mit gyriformen („convoluted") Kernen ab. Gleichzeitig aber legten sie sich bereits in der Diagnostik darauf fest, ob die Neoplasie einer B-, T- oder undefinierbaren Zelle vorliegt. In der Kiel-Klassifikation dagegen sind die Hauptbezeichnungen morphologischer Art, nur in den Untergruppen wird manchmal angegeben, ob es um B- oder T-Zellneoplasien geht. Für viele B-Zellneoplasien sagt ohnehin die Bezeichnung bereits aus, daß sie sich vom B-Zellensystem ableiten (z.B. LP-Immunocytom, Plasmocytom, alle Keimzentrumstumoren).

Weitere Prinzipien der Kiel-Klassifikation sind die folgenden:

1. Oberstes Einteilungsprinzip ist die Cytologie, nicht der Wachstumstyp des Lymphoms (also nicht diffus versus nodulär!).

2. Es werden niedrig- und hochmaligne Lymphome unterschieden. Die niedrigmalignen Lymphome bestehen aus -„cyten", eventuell auch zusätzlich aus -„blasten", die hochmalignen Lymphome bestehen nur aus -„blasten".

---

2 GÉRARD-MARCHANT et al. 1974; LENNERT et al. 1975; LENNERT 1976

3 1974a, b, 1975a, b; COLLINS et al. 1976; LUKES et al. 1978

Tabelle 1

Frühere deutsche Klassifikation	Kiel-Klassifikation	Lukes u. Collins (1974)	Rappaport (1966)
	Lymphome von niedrigem Malignitätsgrad		
	lymphocytisch		ML, lymphocytic, well differentiated, diffuse
chronische lymphatische Leukämie	B-CLL T-CLL	B cell type, small lymphocyte (CLL)	
lymphoide Retikulose	Haarzellenleukämie		
Mykosis fungoides Sézary-Syndrom	Mykosis fungoides und Sézary-Syndrom	T cell type, mycosis fungoides and Sézary's syndrome	
	T-Zonenlymphom	T cell type, immunoblastic sarcoma of T cells	
z.T. = Makroglobulinämie Waldenström	lymphoplasmocytisch/cytoid (LP-Immunocytom)	B cell type, plasmacytoid lymphocyte	ML, lymphocytic with dysproteinemia
Plasmocytom	plasmocytisch	–	–
lymphocytäres Lymphosarkom	centrocytisch	B cell type, FCC types (follicular, diffuse, follicular and diffuse, and sclerotic)	ML, lymphocytic, well differentiated, nodular or diffuse ML, lymphocytic, poorly differentiated, nodular or diffuse
großfollikuläres Lymphoblastom (Brill-Symmers)	centroblastisch/centrocytisch follikulär ± diffus diffus ± Sklerose	small cleaved large cleaved	ML, lymphocytic, well differentiated ML, lymphocytic, poorly differentiated ML, mixed (lymphocytic-histiocytic) ML, histiocytic (nodular or diffuse)

	Lymphome von hohem Malignitätsgrad		
Retikulosarkom	centroblastisch	large noncleaved	ML, histiocytic, nodular or diffuse ML, undifferentiated, nodular or diffuse
lymphoblastisches Lymphosarkom und Lymphoblasten- (Paraleukoblasten-) Leukämie	lymphoblastisch		ML, undifferentiated, diffuse ML, lymphocytic, poorly differentiated, diffuse
	Burkitt-Typ	small noncleaved	
	„convoluted-cell type“	T cell type, convoluted lymphocyte	
	unklassifiziert	U cell (undefined cell) type	
Retikulosarkom (Retothelsarkom)	immunoblastisch	B cell type, immunoblastic sarcoma of B cells T cell type, immunoblastic sarcoma of T cells	ML, histiocytic, diffuse

Tabelle 2

Kiel-Klassifikation	Dorfman (1974)	Bennett et al. (1974)	WHO (1976)
Lymphome von niedrigem Malignitätsgrad			
lymphocytisch	DL,[a] small lymphocytic (CLL)	DL, lymphocytic well differentiated (small round lymphocyte)	Diffuse lymphosarcoma, lymphocytic Diffuse lymphosarcoma, prolymphocytic
lymphoplasmocytisch/-cytoid (LP-Immunocytom)	DL, small lymphocytic with plasmacytoid differentiation	DL, lymphocytic well differentiated with plasmacytoid differentiation [u.a.]	Diffuse lymphosarcoma, lymphoplasmacytic
plasmocytisch	–	DL, plasma cell	Plasmacytoma
centrocytisch	DL, atypical small lymphocytic	DL, lymphocytic intermediate differentiation (small follicle cell)	Diffuse lymphosarcoma, prolymphocytic
centroblastisch/centrocytisch			Nodular lymphosarcoma, prolymphocytic Nodular lymphosarcoma, prolymphocytic and lymphoblastic
follikulär ± diffus	Follicular lymphomas	Follicular lymphomas	
diffus	DL, mixed small and large lymphoid (?)	DL, mixed small lymphoid and undifferentiated large cell (?)	(?)
Lymphome von hohem Malignitätsgrad			
centroblastisch	DL, mixed small and large lymphoid (?)	DL, undifferentiated large cell	Diffuse lymphosarcoma, prolymphocytic and lymphoblastic Diffuse lymphosarcoma, immunoblastic
lymphoblastisch		DL, lymphocytic poorly differentiated (lymphoblast)	
Burkitt-Typ	DL, Burkitt's lymphoma		Diffuse lymphosarcoma, Burkitt's tumour
„convoluted-cell type"	DL, convoluted lymphocytic (thymic)		Diffuse lymphosarcoma, lymphoblastic
unklassifiziert	–		Diffuse lymphosarcoma, lymphoblastic
immunoblastisch	DL, large lymphoid (pyroninophilic)	DL, undifferentiated large cell	Diffuse lymphosarcoma, immunoblastic

[a] DL = diffuse lymphoma

3. Da praktisch alle Lymphome auch mit leukämischem Blutbild einhergehen können und da man dies histologisch oft nicht voraussagen kann, wurden Leukämien und „solide" Lymphome gleichermaßen in die Klassifikation aufgenommen.

4. Da Paraproteinämien, z.B. die Makroglobulinämie, ein fakultatives Phänomen bei Ig-bildenden Lymphomen sind, wird die Erkrankung nach dem zugrundeliegenden morphologischen Substrat (z.B. LP-Immunocytom) definiert.

Über die Kiel-Klassifikation entstanden in den letzten Jahren zahlreiche Arbeiten, die von positiven Erfahrungen über ihre pathologisch-histologische Anwendbarkeit[4] und klinische Relevanz[5] berichten. Eine Übersicht gaben RILKE et al. (1978).

Andere Klassifikationen bedienen sich nur grobmorphologischer Kriterien und vermeiden es, manche Zellen eindeutig zu definieren. Sie sprechen von „large (lymphoid) cells",[6] wenn wir Centroblasten oder Immunoblasten meinen, oder von atypischen lymphoiden Zellen (DORFMAN 1974) oder intermediär differenzierten Lymphocyten (BENNETT et al. 1974), wenn wir sie Centrocyten nennen. Die Synonyma der wichtigsten neuen Klassifikationen sind in den Tabellen 1 und 2 aufgeführt.

---

4 GÉRARD-MARCHANT 1974a, b; DÜHMKE 1976; SANDRITTER u. GRIMM 1977; BECKER 1978; FISCHER 1978; HEIMANN et al. 1978; KELÉNYI 1978; GEORGII et al. 1979; VANDEN HEULE et al. 1979

5 MUSSHOFF et al. 1976; BREMER et al. 1977; BRITTINGER et al. 1977, 1978; MANDARD et al. 1977; BRAUN-FALCO et al. 1978; DELBRÜCK et al. 1978; GARWICZ et al. 1978; MEUGÉ et al. 1978; TAKÁCSI-NAGY et al. 1978; DIEHL et al. 1979; MUSSHOFF 1979; STOLZENBACH u. GARBRECHT 1979

6 BENNETT et al. 1974; DORFMAN 1974

2. Ein vereinfachtes Zellschema als Grundlage der Kiel-Klassifikation

In dem beigefügten Schema (Abb. 1) wurde versucht, die wichtigsten Zellen der lymphatischen Reihe einschließlich ihrer Funktionsformen darzustellen, und zwar hinsichtlich ihrer Morphologie, ihrer Ableitung und ihrer immunologischen Kennzeichen. Wir stützen uns dabei vor allem auf die tierexperimentellen Daten der Keuningschen Schule (vor allem VELDMAN 1970) und auf eigene morphologische und kinetische Untersuchungen an menschlichem lymphatischem Gewebe (MITROU et al. 1969).

Aus einer (lymphopoetischen?) Stammzelle gehen Vorläuferzellen der T- und B-Reihe hervor. Für die T-Reihe erfolgt im fetalen Thymus die Ausreifung

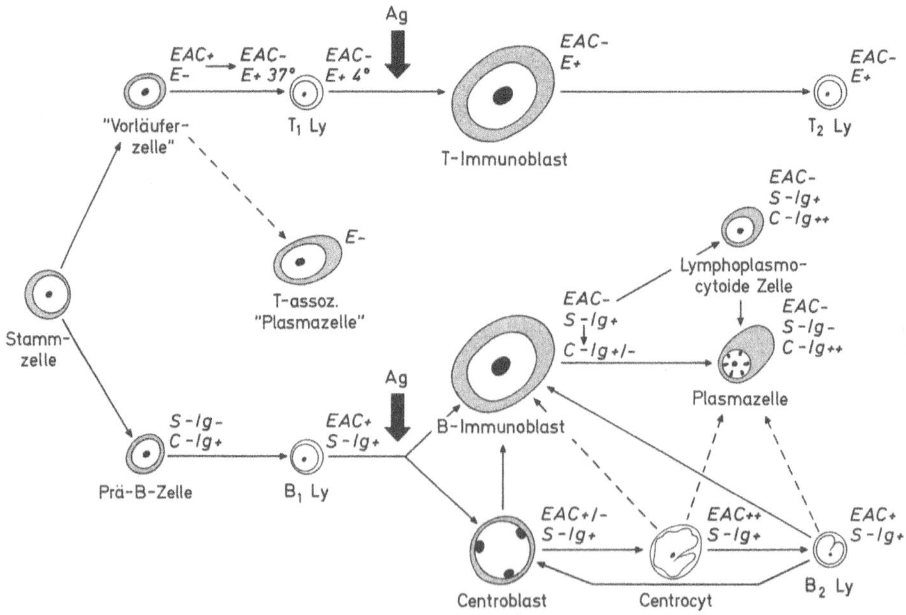

Abb. 1. Vereinfachtes Schema des T- und B-Lymphocyten-Systems. Die T-Untergruppen sind nicht aufgeführt. *EAC*+ = C3-Receptor-positiv (Rosettenbildung mit EAC). *EAC*− = C3-Receptor-negativ. *E*+ = Schafserythrocyten-Receptor-positiv (spontane Rosettenbildung mit Schafserythrocyten). *E*− = Schafserythrocyten-Receptor-negativ. *S-Ig* = Oberflächen-(Membran-)Immunglobulin. *C-Ig* = intracytoplasmatisches Immunglobulin. *Ag* = Antigenstimulierung. *Ly* = Lymphocyt

dieser Vorläuferzellen über C3-Receptor-positive, Schafserythrocyten-(Schafs-E-) Receptor-negative Zellen und über C3-Receptor-positive, Schafs-E-Receptor-positive Zellen in C3-Receptor-negative, Schafs-E-Receptor-positive Zellen, die wir nach Auswanderung aus dem Thymus periphere T-Lymphocyten oder T_1-Lymphocyten nennen (weitere Einzelheiten s. T-lymphoblastisches Lymphom, S. 83f.). Die T-Lymphocyten bilden mehrere Subklassen. Die wichtigsten sind die T-Helferzellen (fokal positiv bei saurer Phosphatase- und saurer Esterase-Reaktion), die T-Suppressorzellen (oft azurophil granuliert) und die cytotoxischen T-Zellen. Bei Antigenstimulation wird der T-Lymphocyt in einen großen basophilen Blasten umgewandelt („T-Immunoblast"). Diese Zelle läßt sich morphologisch bis jetzt nicht von der gleichnamigen Zelle der B-Reihe („B-Immunoblast") unterscheiden. Aus den T-Immunoblasten gehen T_2-Lymphocyten hervor, die als „Gedächtniszellen" auf das gleiche Antigen eine beschleunigte und verstärkte Immunantwort erzeugen. Alle peripheren T-Lymphocyten und ihre Abkömmlinge bilden Schafs-E-Rosetten und sind stets Membran-Ig- und meist C3-Receptor-negativ. In irgendeinem, noch nicht sicher abgeklärten Kontakt mit der T-Zellreihe steht die sogenannte T-assoziierte Plasmazelle, die ausschließlich in T-Regionen vorzukommen scheint und wohl eine T-Zelle darstellt. Sie hat mit den üblichen Plasmazellen nur das Vorhandensein von rauhem endoplasmatischem Retikulum gemeinsam, dürfte jedoch keine Immunglobuline bilden, hat also wesensmäßig mit den eigentlichen Plasmazellen wohl nichts zu tun.

Aus den Stammzellen entwickeln sich im Knochenmark Prä-B-Zellen, die in ihrem Cytoplasma μ-Ketten (ohne leichte Ketten) enthalten (COOPER 1979), die jedoch im Gegensatz zu den daraus entstehenden B_1-Lymphocyten kein Membran-Ig aufweisen. Wenn B_1-Lymphocyten von einem entsprechenden Antigen getroffen werden, wandeln sie sich entweder direkt in Immunoblasten um (stets bei Primärantwort!) oder sie bilden Keimzentren (bei Primär- und besonders bei Sekundärantwort!). Diese Keimzentren liefern einerseits Vorläuferzellen der Immunoblasten und ihrer Abkömmlinge, andererseits B_2-Lymphocyten, die das immunologische Gedächtnis der B-Lymphocytenreihe tragen.

Die Keimzentren enthalten zwei charakteristische Zelltypen: die Centroblasten und die Centrocyten. Die Centroblasten besitzen ein schmales basophiles Cytoplasma und rundliche Kerne mit multiplen, mittelgroßen, meist membranständigen Nukleolen [„noncleaved FCC" (LUKES u. COLLINS 1974a, b)]. Die Centrocyten weisen ein etwa gleichbreites, jedoch äußerst schwach färbbares und daher kaum sichtbares Cytoplasma auf. Ihre Kerne sind unregelmäßig geformt, manchmal gekerbt [„cleaved FCC" (LUKES u. COLLINS 1974a, b)]; sie besitzen sehr kleine Nukleolen und ein feines Chromatin. Die Centroblasten und mehr noch die Centrocyten sind C3-Receptor-positiv. Im Gegensatz zu B_1- und B_2-Lymphocyten tragen die Centroblasten und Centrocyten kein, oder nur geringe Mengen an Membran-Ig. Ein Teil der Centroblasten und Centrocyten scheint cytoplasmatisches Ig verschiedener Ig-Klassen zu bilden.

Die Centroblasten sind die Vorläufer der Centrocyten und nicht umgekehrt. Wir unterscheiden uns in diesem Punkt von der Vorstellung von LUKES (1979), der bis in jüngster Zeit an der Entwicklung von Centroblasten aus Centrocyten festhielt. Die Richtigkeit unserer Vorstellung geht allein schon aus dem Studium der Keimzentrumsentwicklung hervor: Am Anfang bestehen die Keimzentren ausschließlich aus Centroblasten; Centrocyten treten erst später auf.[7] Weitere Argumente s. bei NIEUWENHUIS u. LENNERT (1980).

Die B-Immunoblasten gehen über Plasmoblasten und Proplasmazellen in Plasmazellen oder lymphoplasmocytoide Zellen über. Dabei verlieren sie schließlich ihr Membran-Ig, während die cytoplasmatische Ig-Bildung stark zunimmt. Als „Plasmazelle“ ist im Schema die Zelle aufgeführt, die in der Literatur auch als Marschalkó-Plasmazelle oder retikuläre Plasmazelle benannt wird. Die lymphoplasmocytoide Zelle entspricht der kleineren lymphatischen Plasmazelle der Literatur. Diese beiden Plasmazelltypen sezernieren Ig. Sie besitzen elektronenmikroskopisch rauhes endoplasmatisches Retikulum und sind lichtmikroskopisch basophil (pyroninophil). Sie können als Zeichen der Sekretverhaltung PAS-positive intranukleäre oder intracytoplasmatische Einschlüsse aufweisen.

Der Zusammenhang zwischen Keimzentren und dem Immunoblasten-Plasmazellsystem ist wahrscheinlich vielfältiger Art. Unsere Kenntnisse über die Transformation in Ig-sezernierende Zellen sind jedoch noch sehr lückenhaft. Insofern sind die Pfeile des Schemas nur als Denkmöglichkeiten aufzufassen.

7 VAN BUCHEM 1962; MÜLLER-HERMELINK u. LENNERT 1978

3. Statistische Daten zur Kiel-Klassifikation

Häufigkeit. Die Häufigkeit der einzelnen Non-Hodgkin-Lymphome in unserem Untersuchungsgut geht aus der beigefügten (gekürzten) Tabelle 3 hervor. Sie dürfte in anderen Kontinenten, z.B. in USA oder Japan, erheblich abweichen. Die Abweichungen sind nicht nur auf tatsächliche Unterschiede in der „Inzidenz", sondern auch auf spezielle bioptische Praktiken zurückzuführen. So werden in unserem Land akute und chronische lymphatische Leukämien häufig bioptisch untersucht, in anderen Ländern kommt dies fast nicht vor.

Wenn man die Lymphome von niedrigem und hohem Malignitätsgrad zusammenfaßt, so ergeben sich 72,1% niedrigmaligne und 27,9% hochmaligne Lym-

Tabelle 3. Häufigkeit der einzelnen Non-Hodgkin-Lymphome (NHL) im Lymphknotenregister Kiel 1973–1976, mit Angaben über die Zugehörigkeit zum B- oder T-Zellsystem

	%		B	T	?/Null
Lymphome von niedrigem Malignitätsgrad					
lymphocytisch	20,7				
B-CLL		17,3	17,3		
T-CLL		0,25		0,25	
Prolymphocytenleukämie (B)		0,05	0,05		
Haarzellenleukämie		1,0	1,0		
Mykosis fungoides und Sézary-Syndrom		0,8		0,8	
T-Zonenlymphom		1,3		1,3	
lymphoplasmocytisch/-cytoid	17,8		17,8		
plasmocytisch	0,8		0,8		
centrocytisch	10,0		10,0		
centroblastisch/centrocytisch	22,8		22,8		
zusammen	72,1		69,75	2,35	–
Lymphome von hohem Malignitätsgrad					
centroblastisch	5,5		5,5		
lymphoblastisch	12,1				
Burkitt-Typ		2,1	2,1		
„convoluted-cell type"		5,8		5,8	
unklassifiziert		4,2			4,2
immunoblastisch	10,3		8,0[a]	0,5[a]	1,8[a]
zusammen	27,9		15,6	6,3	6,0
Alle malignen NHL zusammen	100,0		85,35	8,65	6,0

[a] Anteil ist geschätzt.

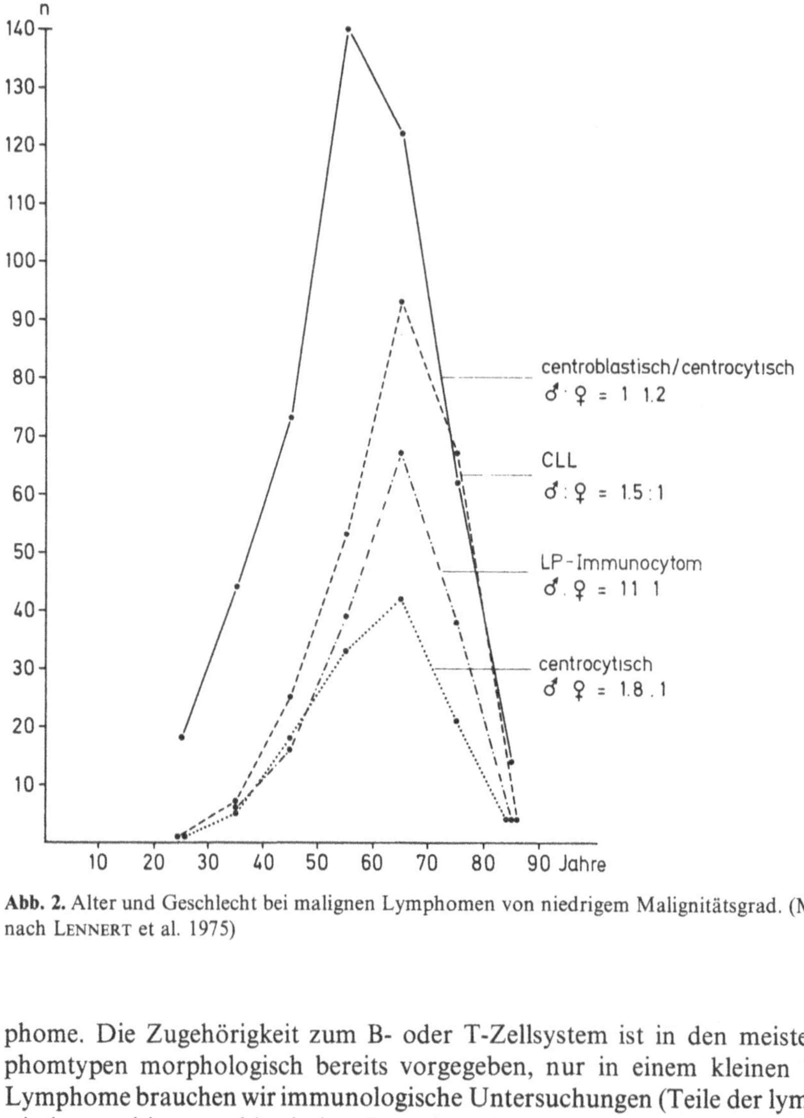

Abb. 2. Alter und Geschlecht bei malignen Lymphomen von niedrigem Malignitätsgrad. (Modifiziert nach LENNERT et al. 1975)

phome. Die Zugehörigkeit zum B- oder T-Zellsystem ist in den meisten Lymphomtypen morphologisch bereits vorgegeben, nur in einem kleinen Teil der Lymphome brauchen wir immunologische Untersuchungen (Teile der lymphoblastischen und immunoblastischen Lymphome). Etwa 85% der ML stellen B-Zell-Lymphome und nur 8,6% T-Zell-Lymphome dar. Der Anteil an T-Zell-Lymphomen ist bei den hochmalignen Lymphomen höher als bei den niedrigmalignen (3,3 gegen 22,6%). ML mit unklarer Zuordnung oder ohne B- oder T-Zellmarker machen insgesamt 6% der diagnostizierten Lymphome aus, sie betreffen nur lymphoblastische und immunoblastische Lymphome.

Unter den einzelnen ML stehen das centroblastisch/centrocytische Lymphom (22,8%), das LP-Immunocytom (17,8%) und die B-CLL (17,3%) an der Spitze, es folgen das immunoblastische und centrocytische Lymphom (10,3 bzw. 10,0%). Die dritthäufigste Gruppe bilden das lymphoblastische Lymphom vom „convoluted-cell type“ und das centroblastische Lymphom (5,8 bzw. 5,5%). Die übrigen Lymphome sind relativ selten.

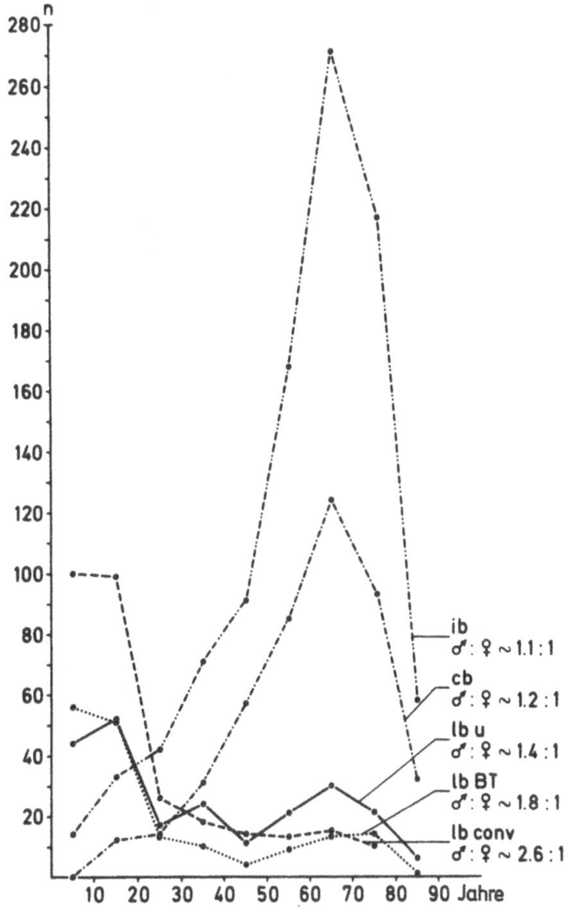

Abb. 3. Alter und Geschlecht bei malignen Lymphomen von hohem Malignitätsgrad. *ib*=ML immunoblastisch. *cb*=ML centroblastisch. *lb u* =ML lymphoblastisch, unklassifiziert. *lb BT*=ML lymphoblastisch, Burkitt-Typ, *lb conv*=ML lymphoblastisch, „convoluted-cell type“

Außer den sicher klassifizierbaren Non-Hodgkin-Lymphomen sind 10–15% der Biopsien nicht eindeutig einzuordnen, sie lassen sich jedoch in der Regel als niedrig- oder hochmalignes Lymphom einstufen. Oft läßt sich die Differentialdiagnose noch weiter einengen. Im einzelnen finden sich unter den unklassifizierbaren Lymphomen alle Grenzfälle zwischen zwei definierten Entitäten (z.B. zwischen B-CLL und LP-Immunocytom), technisch schlechte Präparate und echte Problemfälle, für die immunologische und andere spezielle Methoden erforderlich wären, jedoch nicht angewandt werden können.

Alter und Geschlecht. Die Lymphome von niedrigem Malignitätsgrad kommen praktisch nur nach dem 20. Lebensjahr vor und zeigen einen Altersgipfel im 6. oder 7. Jahrzehnt (Abb. 2). Die Lymphome von hohem Malignitätsgrad werden jedoch auch bereits im Kindes- und Jugendalter beobachtet, zum Teil (lymphoblastische Gruppe) sind sie in den ersten zwei Jahrzehnten wesentlich häufiger als bei Erwachsenen (Abb. 3).

Das männliche Geschlecht ist bei fast allen ML häufiger befallen als das weibliche, am stärksten ist die Prädominanz des männlichen Geschlechts beim lymphoblastischen Lymphom vom „convoluted-cell type“ (2,6:1); oft ist sie nur ganz gering ausgeprägt. Nur das centroblastisch/centrocytische Lymphom zeigt ein leichtes Überwiegen des weiblichen Geschlechts (1:1,2).

4. Lebenserwartung der einzelnen Lymphomtypen (klinische Relevanz)

Daß die Kiel-Klassifikation klinisch relevant ist, hat die Kieler Lymphomgruppe an den verschiedenen Überlebenskurven der retrospektiven Studie wiederholt demonstriert (z.B. BRITTINGER et al. 1976) (Abb. 4). Obwohl die prospektive Studie noch nicht abgeschlossen ist, lassen die bislang erarbeiteten Daten doch die gleichen Grundzüge erkennen (Abb. 5).[8] Darüber hinaus wurde evident, daß sich das centroblastische Lymphom von den übrigen hochmalignen Lympho-

8 BRITTINGER et al. 1979a, b; GUNZER et al. 1979; HEINZ et al. 1979; KÖNIG et al. 1979a; MEUSERS et al. 1979b; SCHMALHORST et al. 1979; STACHER et al. 1979; THEML et al. 1979

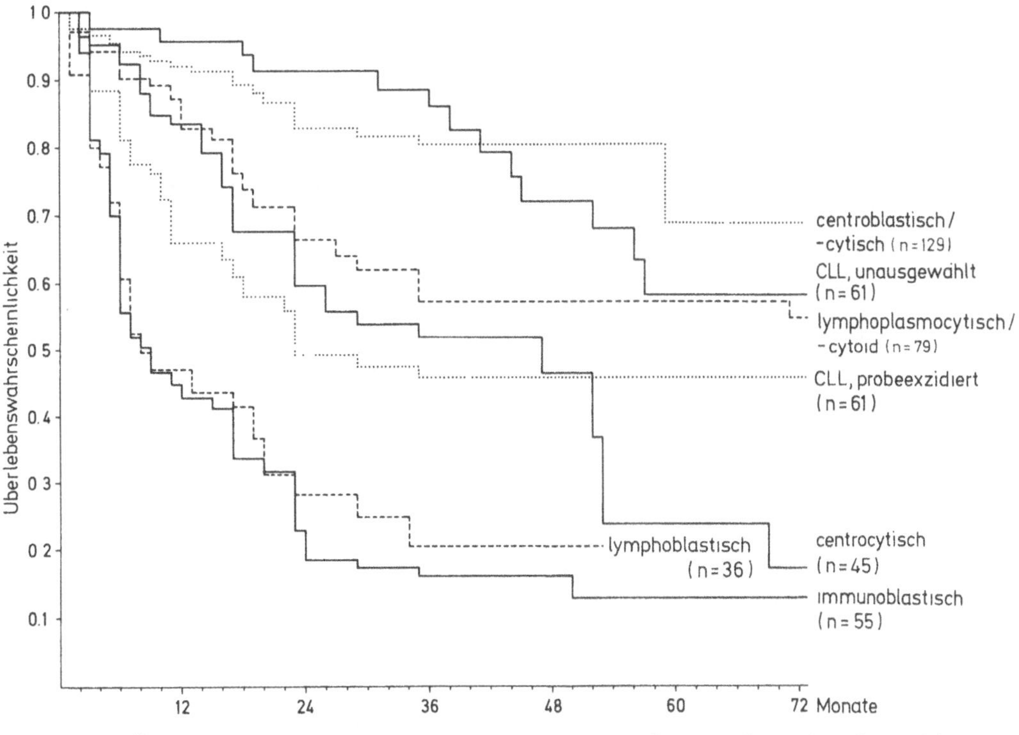

Abb. 4. Überlebenswahrscheinlichkeit (*actuarial survival*) der häufigsten malignen Lymphome. Die Gruppe „CLL, unausgewählt" besteht aus Patienten der Hämatologischen Abteilung der Medizinischen Universitäts-Klinik Essen. Die Gruppe „CLL, probeexzidiert" enthält wie alle anderen Lymphomtypen biopsierte Fälle der Kieler Lymphomgruppe. (Aus BRITTINGER et al. 1976)

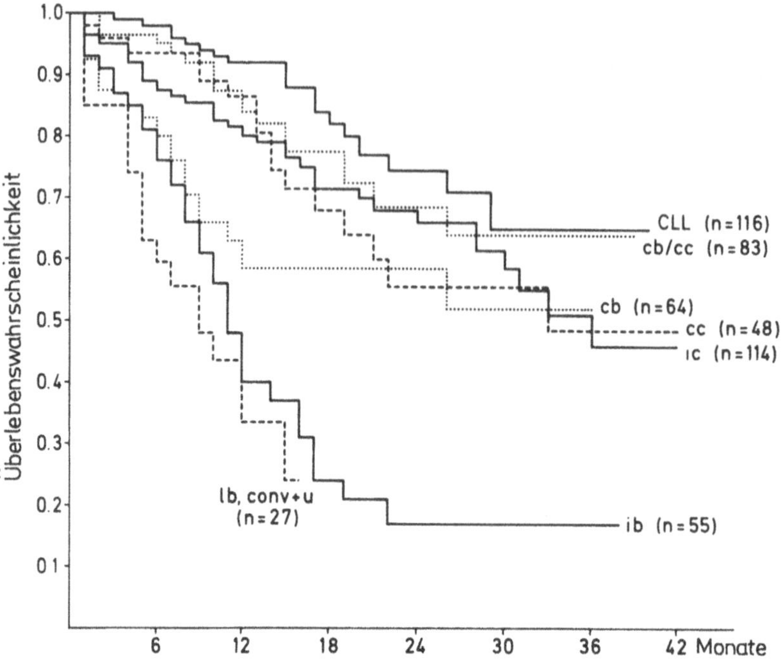

Abb. 5. Überlebenswahrscheinlichkeit von 507 Patienten mit den verschiedenen Non-Hodgkin-Lymphom-Entitäten der Kiel-Klassifikation. Ergebnisse der Zwischenauswertung einer noch laufenden prospektiven Studie der Kieler Lymphomgruppe, vorgetragen anläßlich des 5th Meeting of the European and African Division of the International Society of Haematology, Hamburg, 29. August 1979 (Brittinger et al.; Heinz et al.; König et al. u. Schmalhorst et al. im Druck).
cb/cc = ML centroblastisch/centrocytisch. *cb* = ML centroblastisch. *cc* = ML centrocytisch. *ic* = LP-Immunocytom. *lb, conv + u* = ML lymphoblastisch, „convoluted-cell type" und unklassifiziert. *ib* = ML immunoblastisch

men durch eine relativ günstige Prognose unterscheidet. Es nähert sich in seinem Kurvenverlauf dem centrocytischen Lymphom (und diffusen centroblastisch/centrocytischen Lymphom?), das die schlechteste Prognose der niedrigmalignen Lymphome aufweist.

Somit zeigt die *morphologisch* definierte Kiel-Klassifikation eine gute Korrespondenz zu dem wichtigen klinischen Parameter der Lebenserwartung. Eine einzige Ausnahme scheint das sogenannte T-Zonenlymphom darzustellen: Es verläuft klinisch relativ rasch, obwohl es cytologisch einem niedrigmalignen Lymphom zugeordnet werden muß (-cyten und -blasten!). Aber wir sollten nicht übersehen, daß Überlebenskurven eine Resultante aus spontanem klinischem Verlauf und therapeutischer Beeinflußbarkeit darstellen. Vielleicht ist dieser Tumor Therapie-resistenter als andere, spontan rasch verlaufende Lymphome.

Keinesfalls ist die klinische Relevanz der Kiel-Klassifikation geringer als die von Rappaport (s. Jones et al. 1973), wie zunächst voll Mißtrauen spekuliert wurde. Im Gegenteil: An dem Beispiel des diffusen histiocytischen Lymphoms hat sich zeigen lassen, daß die histologisch und klinisch scheinbar so gut fun-

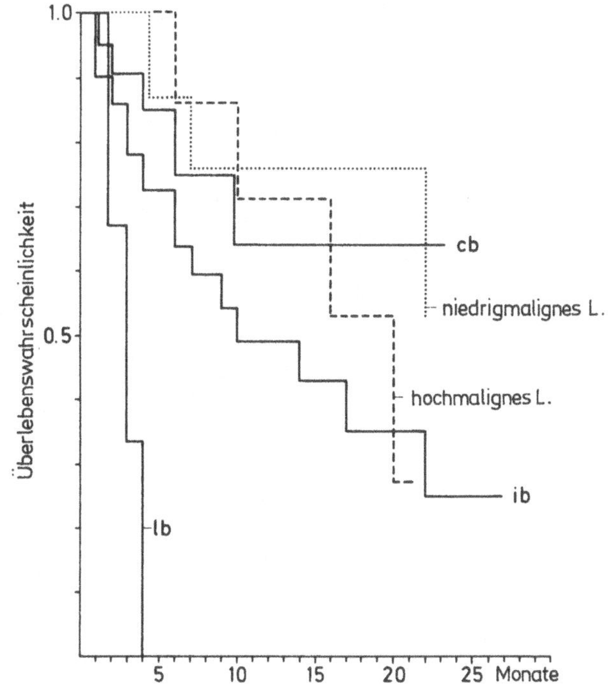

Abb. 6. Überlebenswahrscheinlichkeit von 60 Patienten, die nach RAPPAPORT als diffuse histiocytische Lymphome zu klassifizieren waren, nach der Kiel-Klassifikation. *cb* = ML centroblastisch. *niedrigmalignes L.* = niedrigmalignes Lymphom, nicht weiter klassifiziert. *hochmalignes L.* = hochmalignes Lymphom, nicht weiter klassifiziert. *ib* = ML immunoblastisch. *lb* = ML lymphoblastisch. (Modifiziert nach MEUSERS et al. 1979a)

dierte Entität aus mehreren prognostisch unterschiedlichen Einheiten besteht,[9] die u.a. nach der Kiel-Klassifikation gut definierbar sind (MEUSERS et al. 1979a) (s. Abb. 6). Es ist also nicht an dem Paradoxon festzuhalten, daß eine wissenschaftlich inkorrekte Klassifikation klinisch relevanter sein soll als die wissenschaftlich korrektere, was SYMMERS (1978) mit Recht irritierte.

Daß die Prognose auch vom Ausbreitungsstadium zu Beginn der Therapie abhängt, ist zu erwarten. Wie bedeutsam der Faktor „Stadium" jedoch im Vergleich zum histologischen Typ ist, läßt sich noch nicht beurteilen. Soweit wir nach bisher vorliegenden klinischen Studien beurteilen können, zeigt das centroblastische Lymphom den höchsten Anteil (40–50%) von Stadium I und II, gefolgt von immunoblastischem und centrocytischem Lymphom (30–40%). Nach der Studie von SCHMALHORST et al. (1979) ist es jedoch unwahrscheinlich, daß die relativ günstige Prognose des centroblastischen Lymphoms unmittelbar auf den hohen Anteil der Stadien I und II zurückzuführen ist.

Insgesamt scheint die Lebenserwartung von Lymphompatienten im wesentlichen vom histologischen Typ, vom Stadium und von der Ansprechbarkeit auf die heutigen Therapieschemata abzuhängen. Weitere Faktoren sind die Orte der Primärmanifestationen und wohl auch das Geschlecht der Patienten. Die Berücksichtigung kinetischer Parameter dürfte bei den einzelnen histologischen Typen eine noch detailliertere prognostische Aussage ermöglichen.

9 LI u. HARRISON 1978; NATHWANI et al. 1978; STRAUCHEN et al. 1978

Spezieller Teil

I. Lymphome von niedrigem Malignitätsgrad

Hierzu zählen wir alle maligne Lymphome (ML), die als Hauptkomponente kleine bis allenfalls mittelgroße Zellen enthalten. Diese werden nach hämatologischem Sprachgebrauch als -„cyten" bezeichnet. Sie sind bei einem Teil der Lymphome untermischt mit größeren basophilen Zellen, die entsprechend als -„blasten" benannt werden.

A. Maligne lymphocytische Lymphome

Unter diesem Begriff fassen wir alle ML zusammen, deren entscheidende Komponente Lymphocyten oder gewisse Varianten derselben (Prolymphocyten, Haarzellen) darstellen. Sie gehören meist der B-Lymphocytenreihe, weniger häufig der T-Lymphocytenreihe an. Im einzelnen werden hier die folgenden Entitäten eingereiht:

1. Chronische lymphocytische Leukämie vom B-Typ und ihre prolymphocytische Variante
2. Chronische lymphocytische Leukämie vom T-Typ und ihre prolymphocytische Variante
3. Haarzellenleukämie (wahrscheinlich = B-Lymphocyten)
4. Mykosis fungoides und Sézary-Syndrom (T-Lymphocyten)
5. T-Zonenlymphom (T-Lymphocyten)

Ein lymphocytisches ML, das nicht einer dieser Gruppen zugeordnet werden kann, haben wir im Lymphknoten bislang nicht nachweisen können. Wir unterscheiden uns in diesem Punkt wesentlich von dem Konzept von Rappaport (Pangalis et al. 1977), der jenseits der chronischen lymphocytischen Leukämie und des LP-Immunocytoms (s.S. 45) ein lymphocytäres Lymphom abgrenzt. Wir kennen keine Studie, die mit morphologischen, immunologischen und klinischen Untersuchungen ein lymphocytisches Lymphom beweisen würde. Jedenfalls läßt sich bisher immunologisch und cytologisch kein Unterschied zwischen B-CLL und „diffusem gut differenziertem lymphocytischem Lymphom" aufzeigen (Mann et al. 1979).

1. Chronische lymphocytische Leukämie vom B-Typ (B-CLL)

Definition. Die chronische lymphocytische Leukämie vom B-Typ (B-CLL) stellt eine Neoplasie der B-Lymphocyten ($B_1 > B_2$?) dar, bei der eine Umwandlung in Ig-sezernierende Zellen (Plasmazellen) nicht in nennenswertem Umfang erfolgt. Dies hat man zunächst als „Blockade" bezeichnet. Vielleicht liegt jedoch ein Defekt der T-Helferzellen zugrunde (Fu et al. 1978). Entsprechend der gegebenen Definition kommen im Lymphknoten plasmocytoide Zellen mit cytoplasmatischem Ig von nur *einem* Leichtkettentyp („monoklonales" Muster) nicht (oder nur in verschwindend kleiner Zahl) vor. Auch sieht man keine PAS-positiven kugeligen Einschlüsse in den neoplastischen Zellen. Das Blutbild ist in der Regel leukämisch (>4000 Lymphocyten/µl), gelegentlich erst *nach* erfolgter Lymphknotenbiopsie. Eine Paraproteinämie besteht nicht. Histologisch herrschen kleine Lymphocyten vor, es *müssen* jedoch auch große Blasten und Prolymphocyten nachweisbar sein.

Immunologie. Die B-CLL-Lymphocyten tragen Membran-Immunglobuline meist in erheblich geringerer Dichte als normale periphere B-Lymphocyten. Bei der Spezifikation der schweren Ketten findet man meist µ und δ, die leichten Ketten sind entweder nur vom κ- oder nur vom λ-Typ („monoklonales" Muster). Dagegen sind Tumorzellen mit cytoplasmatischem Ig nicht vorhanden. Die leukämischen Lymphocyten besitzen meist C3d-Receptoren und selten C3b-Receptoren. Außerdem bilden sie in hohem Prozentsatz (um 60%) Rosetten mit Mäuseerythrocyten. Der T-Zellengehalt ist niedrig (etwa 8%).

Vorkommen. Die B-CLL macht derzeit im Untersuchungsgut eines deutschen Pathologen etwa 20% der Non-Hodgkin-Lymphome aus; außerhalb Deutschlands kommt die CLL nur äußerst selten zur Biopsie, weil man sich dort mit der rein klinischen Sicherung der Diagnose begnügt.

Die B-CLL ist meist eine Erkrankung des höheren Lebensalters, der Gipfel liegt in der 7. Dekade. Vor dem 20. Lebensjahr kommt die B-CLL nicht vor, vor dem 30. Lebensjahr ist sie extrem selten. ♂:♀ = 1,47:1 (s. Abb. 2).

Extranodale Manifestationen (außer Knochenmark, Leber und Milz). Unter 26 extranodalen Biopsien unseres Untersuchungsgutes fanden wir folgende Häufigkeitsverteilung der verschiedenen Lokalisationen:

Waldeyerscher Rachenring (12×)
Haut und Unterhaut (5×)
Speicheldrüsen (3×)
Zentralnervensystem (2×)
Verschiedene Organe (je 1×)

Klinik. Siehe Definition. Das Knochenmark ist stets von Lymphocyten infiltriert. Im Blutserum besteht oft eine Ig-Verminderung.

Histologie. Die Lymphknotenstruktur ist vollkommen zerstört, die Sinus lassen sich nicht abgrenzen. Die Infiltration greift auch meist auf die Lymphknotenum-

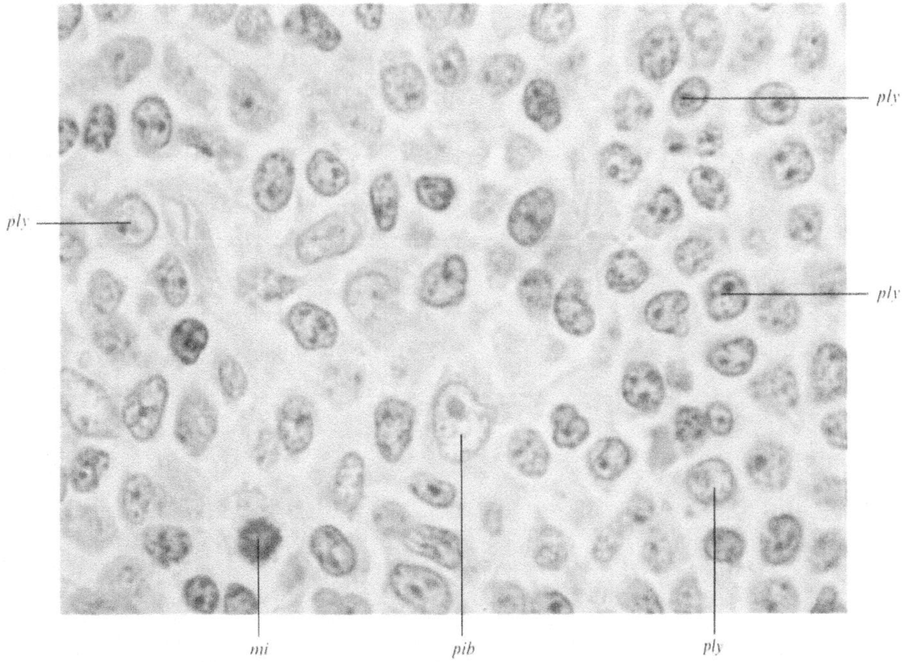

Abb. 7. B-CLL bei Giemsa-Färbung. Proliferationsnest. Ein Paraimmunoblast („Lymphoblast", *pib*), einige Prolymphocyten (*ply*) und eine Mitose (*mi*). Daneben sieht man mäßig reichlich kleine Lymphocyten. 70jähriger Mann. Zervikaler LK. 1550×

gebung über, die Fasern der Kapsel bleiben dabei meist unversehrt, die Kapsel wird allenfalls gering bis mäßig von Lymphocyten durchsetzt und dadurch verbreitert. Nur selten sieht man Reste präexistenten lymphatischen Gewebes, erkennbar u.a. an den Lymphocyten, die kleiner und dunkler als die leukämischen Lymphocyten sind. Die Gitterfasern sind diffus angeordnet, spärlich bis mäßig reichlich, überwiegend fein.

Cytologisch überwiegen die kleinen Lymphocyten mit rundem Kern und grobem Chromatin sowie schmalem gering angefärbtem Cytoplasma (Abb. 7). Dazwischen liegen etwas größere lymphocytoide Zellen mit etwas feinerem Chromatin (Prolymphocyten) und breiterem, gering angefärbtem Cytoplasma. Schließlich findet man *immer* große Zellen mit meist ovalem Kern, großen oft solitären zentral gelegenen Nukleolen und mäßig breitem Cytoplasma, das sich bei Giemsa-Färbung graublau anfärbt, d.h. schwächer als typische Immunoblasten. Wir nennen sie daher Paraimmunoblasten. Die Zahl der Mitosen ist gering bis mäßig hoch. Sie betreffen nur Paraimmunoblasten und Prolymphocyten.

Je nach der Menge von Prolymphocyten und Paraimmunoblasten variiert auch das grobhistologische Erscheinungsbild: (1) Kleine Mengen von Prolymphocyten und Paraimmunoblasten sind als solche bei schwacher Vergrößerung nicht zu erkennen: Es besteht ein diffuses Wachstumsbild („diffuser Subtyp", etwa 6% unserer Fälle). (2) Sind mittlere Mengen von Prolymphocyten und

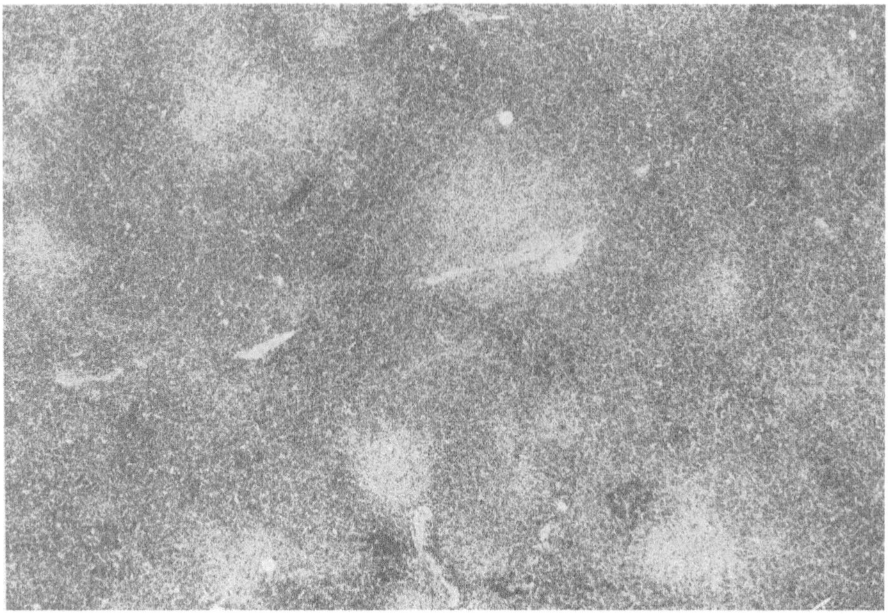

Abb. 8. B-CLL, pseudofollikulärer Subtyp. Beachte die hellen, unregelmäßig über die Schnittfläche verstreuten Herde (Proliferationsnester). Sie dürfen nicht mit neoplastischen Keimzentren verwechselt werden. 41jähriger Mann. Axillärer LK. Giemsa. 56×

Paraimmunoblasten vorhanden, so bilden diese Proliferationsnester, die als helle Herde bereits bei schwacher Vergrößerung im Giemsa-Präparat auffallen („pseudofollikulärer Subtyp", etwa 92% unserer Fälle; Abb. 8). (3) Schließlich können die Prolymphocyten (mit einigen Paraimmunoblasten) große Areale des Lymphknotens infiltrieren und gegenüber der übrigen CLL-Infiltration deutlich abgesetzt sein („tumorbildender Subtyp", etwa 2% unserer bioptischen Fälle; Abb. 9 u. 10).

Die Zahl der Retikulumzellen[10] ist gering. Mastzellen sind nicht wesentlich vermehrt. Eosinophile fehlen. Gelegentlich kommen einige typische Plasmazellen, unter Umständen mit Plasmablasten, vor. Sie liegen besonders in Nähe von Gefäßen, Kapseln oder Trabekeln. Bei der PAP-Technik zeigen sie ein poly-

10 Unter Retikulumzellen verstehen wir die nichtlymphatischen Zellen des Lymphknotengerüstes. Sie besitzen einen ovalen, runden oder polymorphen Kern mit feinem Chromatin und kleinen bis mittelgroßen Nukleolen sowie ein relativ breites, *nicht* basophiles Cytoplasma. Aufgrund von cytochemischen und elektronenmikroskopischen Kennzeichen können die Retikulumzellen in vier Subtypen eingeteilt werden: dendritische (B-zonenspezifisch), interdigitierende (T-zonenspezifisch), histiocytische (= seßhafter Makrophag) und faserbildende Retikulumzellen. Diese Unterscheidung ist im Paraffinschnitt, d.h. mit den üblichen lichtmikroskopischen Techniken, nur zum Teil möglich. Daher halten wir an dem alten Begriff Retikulumzelle fest, der ursprünglich nichts anderes meinte als große Zellen, die ein Netz zwischen den lymphatischen Zellen bilden. (Von Faserbildung wußte man zunächst nichts!)

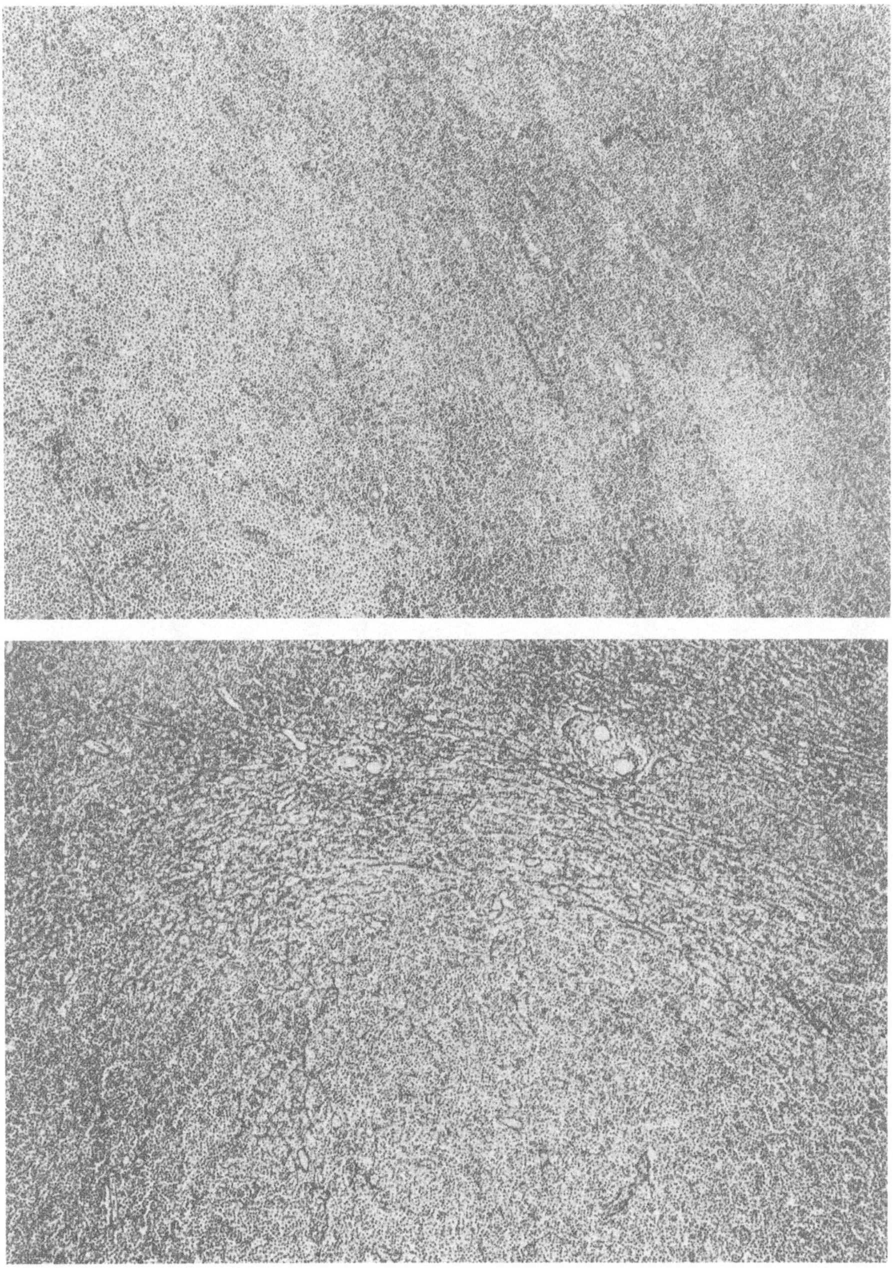
a
b

Abb. 9 a, b. B-CLL, tumorbildender Subtyp. **a** Die linke Hälfte des Bildes und ein kleinerer Herd rechts unten zeigt Zellen, die heller und größer als die übrigen Zellen sind. **b** Der gleiche Lymphknoten bei Versilberung. Die untere Hälfte des Bildes entspricht den helleren Abschnitten von **a**. Beachte die kleine Zahl von Retikulumfasern in diesem Abschnitt im Gegensatz zu dem hohen Fasergehalt der umgebenden lymphocytischen Infiltration. 51jähriger Mann. Zervikaler LK. **a** PAS, **b** Gomori. Je 56 ×

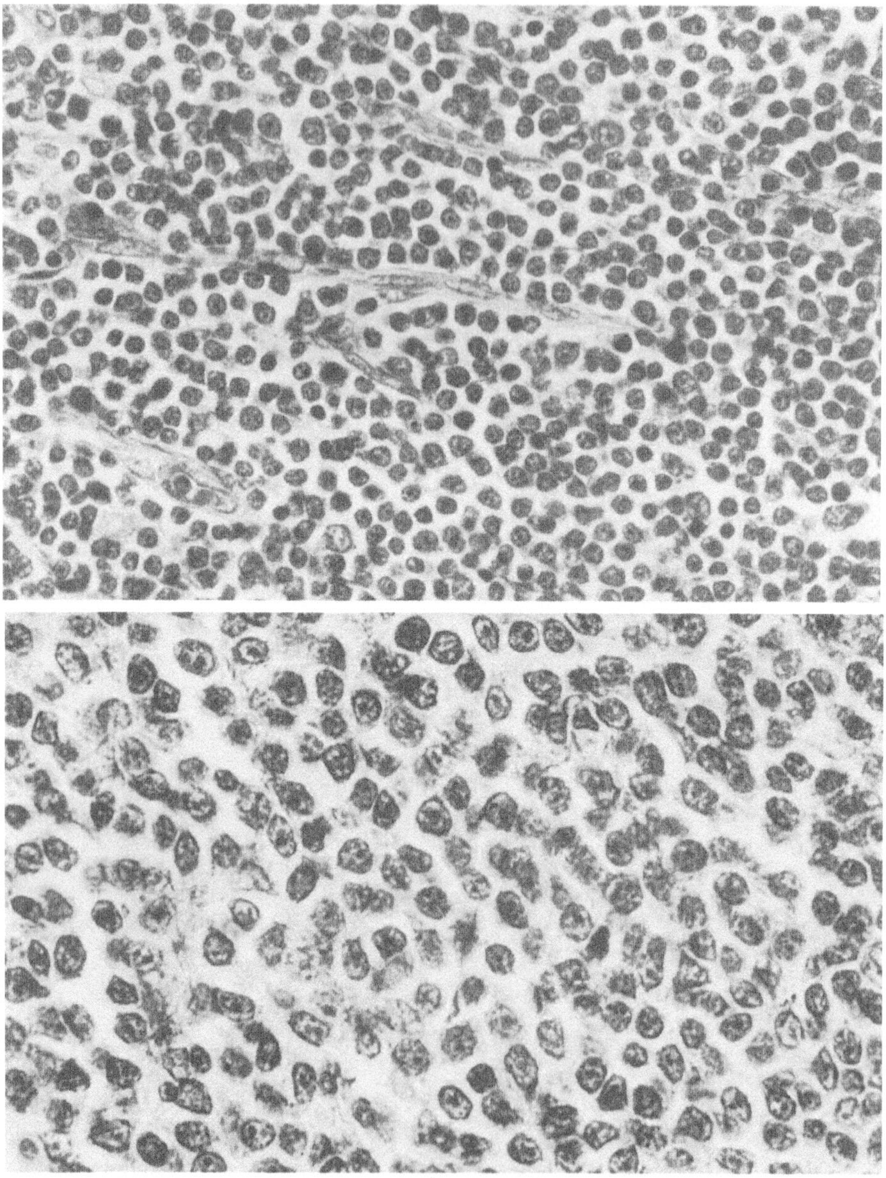

a

b

Abb. 10a, b. B-CLL, tumorbildender Subtyp. **a** Dunkle Zone, die hauptsächlich aus Lymphocyten und einigen Prolymphocyten sowie Paraimmunoblasten besteht. 51jähriger Mann. Zervikaler LK. Giemsa. 560×. **b** Helle Zone, die nur aus polymorphen Prolymphocyten besteht. 52jährige Frau. Inguinaler LK. Giemsa. 875×

klonales Muster, sie sind also als reaktive (κ- und λ-positive) Plasmazellen, nicht als Teil der CLL aufzufassen. Selten werden mehrkernige Riesenzellen vom Sternberg-Typ gefunden.

Cytochemie. Ohne wesentliche diagnostische Bedeutung.

Differentialdiagnose

1. *Lymphoplasmocytisches/lymphoplasmocytoides ML:* Hierbei intracytoplasmatisches Ig mit nur einer leichten Kette in mindestens einer Zelle pro Blickfeld bei 40facher Objektiv-Vergrößerung. Oft PAS-positive globuläre Einschlüsse in neoplastischen Zellen.
2. *Centrocytisches ML:* Keine Blasten. Dicke Gitterfasern.
3. *Chronische lymphocytische Leukämie vom T-Typ:* Infiltration der T-Regionen. Starke Vermehrung der Venolen. Keine Proliferationsnester.
4. *Sézary-Syndrom:* Infiltration der T-Regionen. Starke Vermehrung der Venolen. Lymphocytenkerne polymorph. Vermehrt interdigitierende Retikulumzellen. Eventuell Riesenzellen vom Mykosis fungoides-Typ.
5. *Haarzellenleukämie:* Infiltration der B-Regionen. Meist nur partieller Lymphknotenbefall. Oft bohnenförmige Kerne. Keine Blasten. Keine Mitosen.
6. *Hodgkin-Lymphom mit hohem Lymphocytengehalt:* Sternbergsche Riesenzellen vom L & H-Typ, oft Epitheloidzellen und histiocytische Retikulumzellen vermehrt. Oft noduläres Wachstum.
7. *Diffuse lymphatische Hyperplasie:* Sinus scharf begrenzt, oft erweitert und mit lymphoiden Zellen gefüllt.

Weiterentwicklung in ein ML von höherem Malignitätsgrad. Etwa 16% der B-CLL entwickeln terminal makroskopisch ein tumorartiges Erscheinungsbild. Diesem entspricht histologisch in etwa 12% die „tumorbildende Variante“ und in etwa 4% ein immunoblastisches Lymphom (sogenanntes Richter-Syndrom; Abb. 11). Hingegen kommt ein terminaler Lymphoblastenschub bei CLL nur selten vor.

Prognose. Die Lebenserwartung der B-CLL ist relativ gut, hängt jedoch von dem Stadium bei Diagnose ab (s. Abb. 4 u. 5). Das Stadium wird nach anderen Kriterien als bei den übrigen Non-Hodgkin-Lymphomen bestimmt (Lit.: Rai et al. 1975). Vermutlich würde die Berücksichtigung der Lymphknotenhistologie eine spezifiziertere prognostische Aussage zulassen, obwohl eine kürzlich erschienene Studie nicht dafür zu sprechen scheint (Dick et al. 1978). Wir nehmen an, daß die Lebenserwartung beim diffusen Wachstumstyp am besten, beim tumorbildenden Typ am schlechtesten ist, während die Patienten mit dem pseudofollikulären Typ zwischen beiden Extremen einzuordnen sein dürften.

Anhang: Die prolymphocytische Variante der B-CLL

Galton et al. (1974) grenzten von der typischen B-CLL eine Sonderform ab, deren Lymphocyten größer und mit einem großen deutlichen Nukleolus versehen

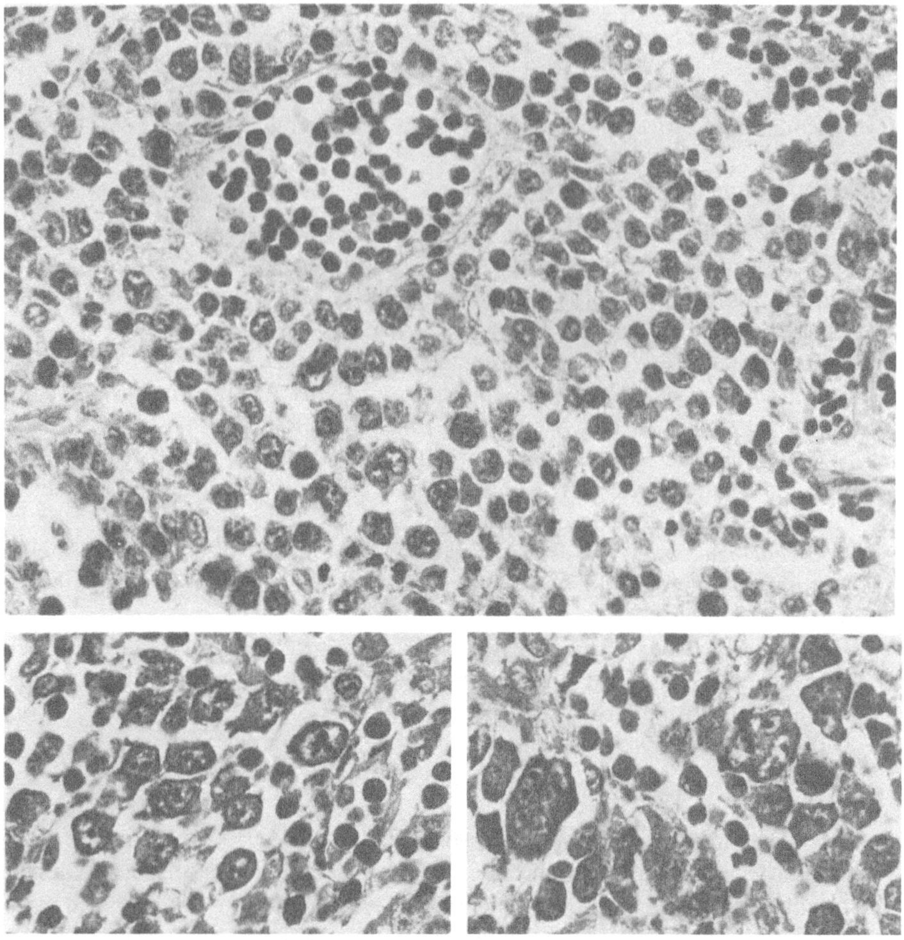

a b c

Abb. 11 a–c. Immunoblastisches Lymphom (Richter-Syndrom) bei CLL. Sektionsfall. 47jährige Frau. **a** Große Tumorzellen. Ein Gefäß enthält zahlreiche Lymphocyten, woraus hervorgeht, daß die CLL noch besteht. HE. 440 ×. **b** Die stark basophilen immunoblastenartigen Zellen bei Giemsa-Färbung. 560 × **c** Immunoblastische Riesenzellen täuschen ein Hodgkin-Lymphom vor. Giemsa. 560 ×

sind. Diese unterscheiden sich weiterhin von den Lymphocyten der B-CLL darin, daß sie mehr Membran-Ig aufweisen, keine Rosetten mit Mäuseerythrocyten bilden und oft eine tartratresistente saure Phosphatase enthalten. Es besteht eine hochgradige Splenomegalie, die Lymphknoten sind zu Beginn kaum, später manchmal stärker infiltriert mit Prolymphocyten und einigen Paraimmunoblasten.

Diese Prolymphocytenleukämie hat nichts zu tun mit der sogenannten Prolymphocytenleukämie von Mathé et al. (1971), die eine Variante der akuten lymphoblastischen Leukämie darstellt.

Abb. 12. T-CLL. Zahlreiche PAS-positive epitheloide Venolen. 69jähriger Mann. Axillärer LK. PAS. 175 ×

2. Chronische lymphocytische Leukämie vom T-Typ (T-CLL)

Definition. Es liegt eine Neoplasie der T-Lymphocyten vor. Diese können im Blutausstrich azurgranuliert [~T-Suppressorzellen? und vielleicht auch Killerzellen (BOM-VAN NOORLOOS 1980)] oder nicht azurgranuliert sein. Letztere sind oft fokal saure Phosphatase- und saure Esterase-positiv (großenteils ~T-Helferzellen). Im übrigen ist das Erscheinungsbild ähnlich wie bei B-CLL. Die wichtigsten Unterschiede sind im folgenden aufgeführt.

Immunologie. Die leukämischen Lymphocyten sind HTLA-positiv und bilden in einem mehr oder weniger hohen Prozentsatz spontan Rosetten mit Schafserythrocyten (E^+). Sie besitzen mit wenigen Ausnahmen keine C3-Receptoren und sind stets Membran-Ig-negativ.

Vorkommen. Selten auch vor dem 20. Lebensjahr [im Alter von 19 Jahren (MCKENNA et al. 1979)] beschrieben.

Klinik. Das Knochenmark ist geringer und nicht immer infiltriert, statt dessen kommen häufig Hautinfiltrate vor (Dermatotropismus der T-Lymphocyten!). Die Lymphknotenbeteiligung ist oft gering, dagegen besteht in der Regel eine erhebliche Splenomegalie. Im Blutbild findet sich oft eine Neutropenie.

Histologie. Stets sind die epitheloiden Venolen stark vermehrt (nicht bei B-CLL! Abb. 12). Die Kerne der Lymphocyten sind polymorpher, die Blasten besitzen vielfach multiple große zentrale Nukleolen (Abb. 13). Ein pseudofollikuläres Bild (Proliferationsnester) haben wir nicht beobachtet.

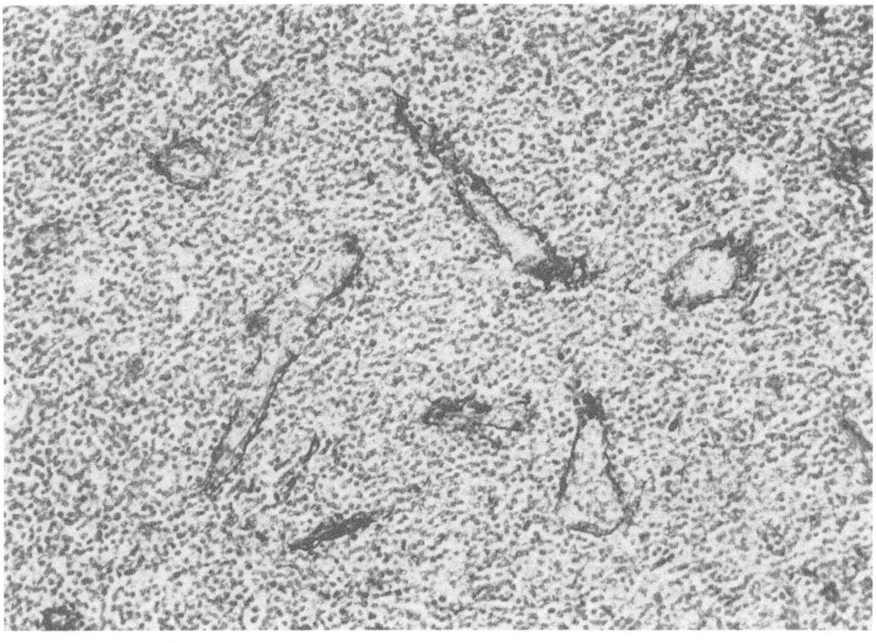

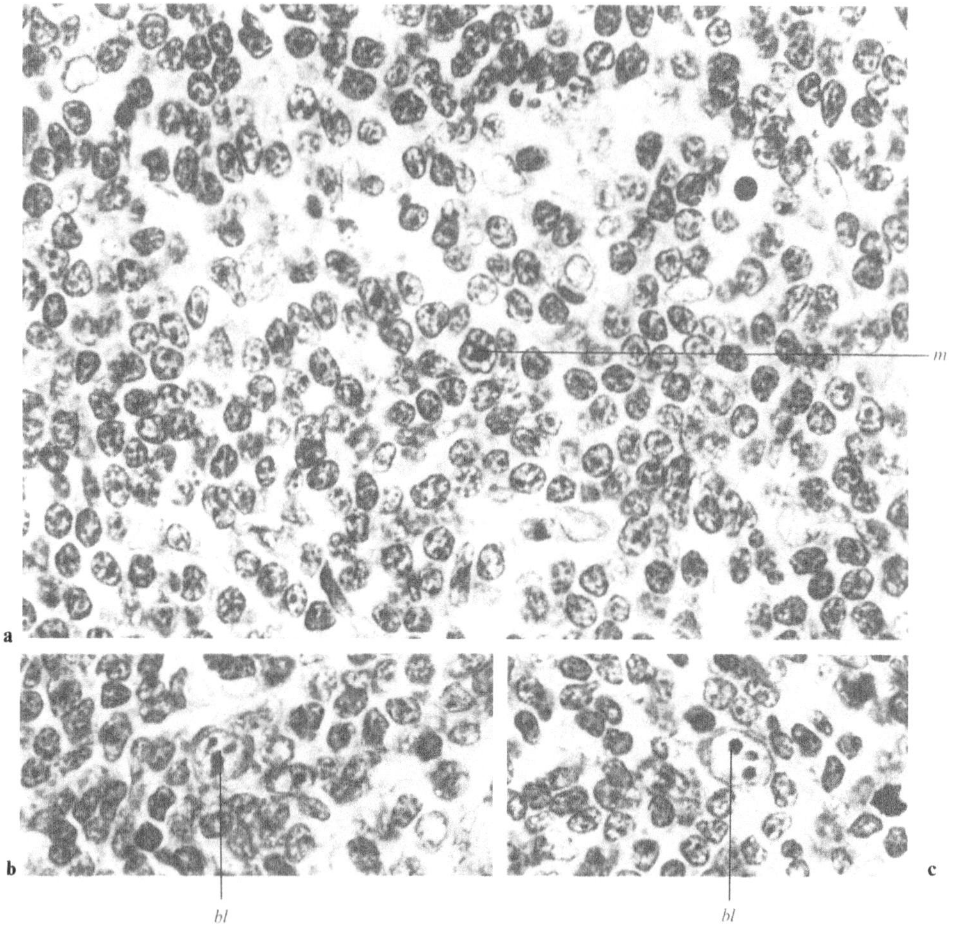

Abb. 13a–c. T-CLL. **a** Im Zentrum des Bildes eine mittelgroße Zelle (*m*) mit einem prominenten Nukleolus und einem „convoluted“ Kern. **b, c** Zwei große Blasten (*bl*; T-Immunoblasten). 41jähriger Mann. Inguinaler LK. **a** PAS, **b, c** Giemsa. Je 875 ×

Cytologie und Cytochemie. Im Blutausstrich oder Lymphknotentupfpräparat enthalten die Lymphocyten bei einem (kleinen?) Teil der Fälle dicke Azurgranula. Sie sind entsprechend granulär positiv bei saurer Phosphatase-Reaktion. Es liegen offenbar T-Suppressorzellen vor.

Der weitaus größere Teil der Fälle zeigt nichtgranulierte Lymphocyten, die gelegentlich polymorphe („buckelige“) Kerne besitzen und die häufig einen kleinen oder großen positiven Kleks bei saurer Esterase-Reaktion aufweisen. Die saure Phosphatase-Reaktion ist oft fokal positiv. Die Lymphocyten stellen wohl (zumeist?) T-Helferzellen dar.

Prolymphocytische Variante. Häufig enthalten die T-Lymphocyten prominente Nukleolen und werden dann als Prolymphocyten eingestuft. Ein histologischer Unterschied besteht im übrigen nicht.

3. Haarzellenleukämie

Synonyma: Leukämische Retikuloendotheliose
Lymphoide Retikulose
Lymphoide Myelofibrose u.a.

Definition. Die Neoplasie besteht aus kleinen lymphoiden Zellen, die im Blutausstrich (besonders in unfixierten Präparaten!) haarartige Fortsätze der Oberfläche aufweisen („Haarzellen"). Sie stellen wahrscheinlich spezielle B-Lymphocyten dar, ihr normales Vorbild ist jedoch noch nicht gefunden worden. Charakteristischerweise zeigen die Haarzellen eine tartratresistente saure Phosphatase-Positivität.

Immunologie. Die Haarzellen sind Membran-Ig-positiv und bilden zum Teil Rosetten mit Mäuseerythrocyten. Lysozym ist im Cytoplasma nicht nachweisbar.

Vorkommen. Die Haarzellenleukämie kann zwischen dem 20. und 80. Lebensjahr auftreten, der Altersgipfel liegt im 6. Jahrzehnt. Das männliche Geschlecht ist etwas häufiger (1,4:1) betroffen.

Extranodale Manifestationen (außer Knochenmark, Leber und Milz). Praktisch nicht vorkommend.

Klinik. Die Erkrankung verläuft sehr chronisch. Im Vordergrund stehen eine Splenomegalie und Panhämocytopenie, während die Lymphknoten erst spät und nicht sehr stark vergrößert sind. Im Knochenmark besteht eine hochgradige Faservermehrung und Infiltration mit kleinen lymphoiden Zellen, die das Markparenchym schließlich vollkommen ersetzen. Im Blut sind sogenannte Haarzellen gering oder mäßig vermehrt. Über tartratresistente saure Phosphatase und über saure Esterase der Haarzellen s. Cytochemie.

Histologie. Im Lymphknoten besteht eine monomorphe Infiltration mit lymphocytoiden Zellen, die jedoch etwas größer als Lymphocyten sind (Abb. 14). Ihre Kerne sind etwas polymorph, oft bohnenförmig; sie liegen weiter auseinander als bei CLL. Blasten und Mitosen werden nicht gefunden! Die Infiltration findet zuerst in den B-Regionen und im Bindegewebe statt.

Cytologie und Cytochemie. Die Fortsätze der „Haarzellen" lassen sich am besten im sauren Phosphatase-Präparat erkennen. Die saure Phosphatase-Reaktion ist granulär positiv und in fast allen Fällen in einem wechselnden Prozentsatz tartratresistent. Die saure Esterase-Reaktion zeigt eine kräftige granuläre Positivität (TOLKSDORF u. STEIN 1979).

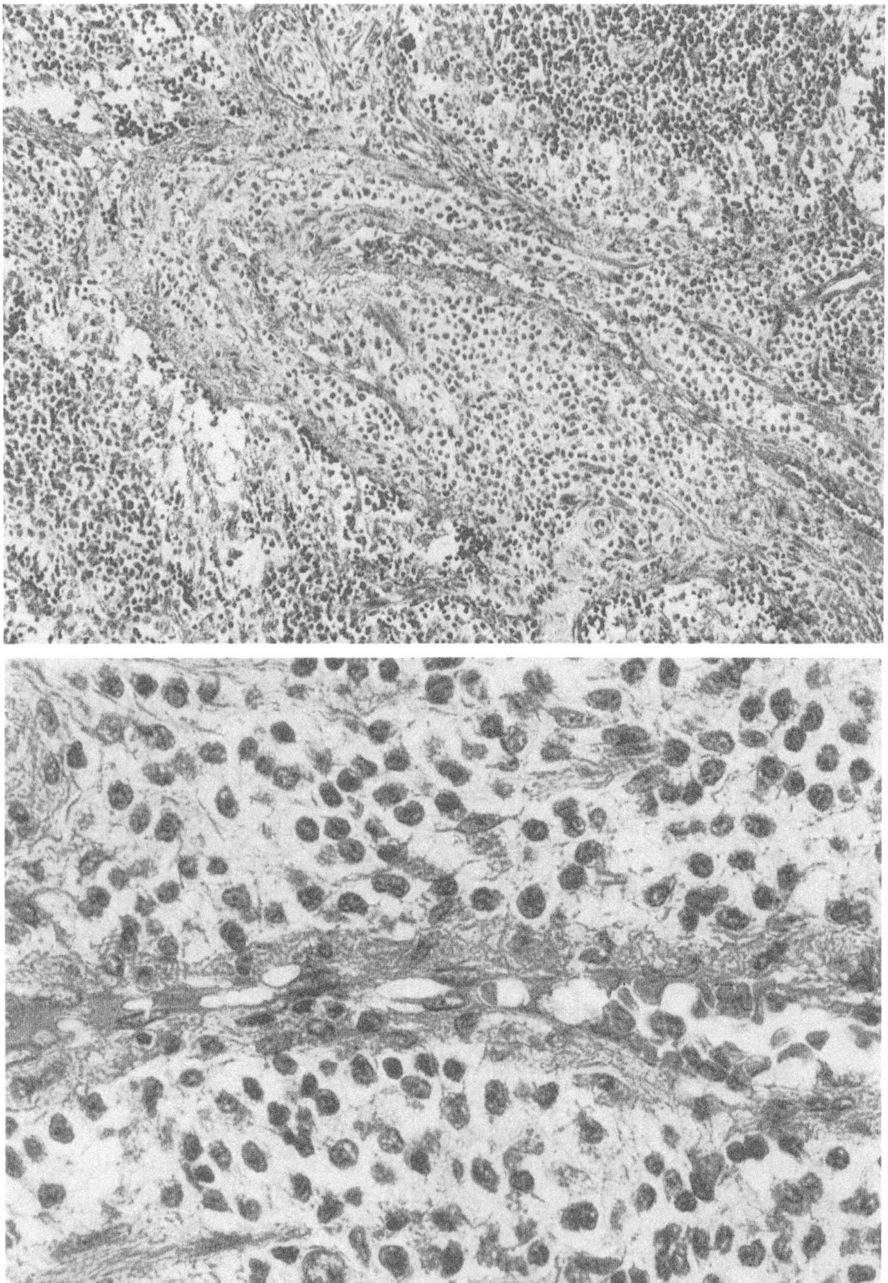

a

b

Abb. 14a, b. Haarzellenleukämie. Perivaskuläre leukämische Infiltration eines Trabekels. Die Kerne der Haarzellen liegen weiter auseinander als diejenigen des umgebenden lymphatischen Gewebes oben rechts und links unten in **a**. Die Kerne sind polymorph, manchmal nierenförmig (**b**). 61jähriger Mann. Axillärer LK. HE. **a** 140 ×, **b** 560 ×

4. Mykosis fungoides

Definition. Die Mykosis fungoides stellt ein T-lymphocytisches Lymphom dar, das primär die Haut befällt und erst später Lymphknoten sowie innere Organe infiltriert. Die T-Lymphocyten besitzen „cerebriforme" Kerne („Lutzner-Zellen") und sind häufig fokal positiv bei saurer Phosphatase- und saurer Esterase-Reaktion (T-Helferzellen). Die Helferzellfunktion wurde auch in vitro bei zahlreichen Fällen von Sézary-Syndrom erwiesen (LAWRENCE et al. 1978). Ganz vereinzelt sind jedoch auch T-Lymphocyten mit Suppressorwirkung beschrieben (KANSU u. HAUPTMAN 1979).

Immunologie. Die Lutzner-Zellen sind HTLA-positiv und bilden in einem verschieden hohen Prozentsatz Rosetten mit Schafserythrocyten. Dagegen ist kein Membran-Ig nachweisbar.

Klinik. Man unterscheidet in der Haut eine prämykotische, infiltrative und tumoröse Phase. Frühestens in der infiltrativen Phase werden Lymphknoten einbezogen in den neoplastischen Prozeß. Die Helferzellfunktion kann gelegentlich zu einer monoklonalen Ig-Vermehrung im Blut führen (KÖVARY et al. 1977).

Histologie. Die Diagnose ist leichter in der *Haut* als im Lymphknoten zu stellen: Es besteht in der infiltrativen Phase ein bandförmiges Infiltrat der *oberen* Cutis mit Einbeziehung der unteren Epidermis. Hier finden sich meist die diagnostischen Pautrierschen Pseudoabszesse, die vorwiegend aus Lutzner-Zellen bestehen.

Im *Lymphknoten* findet man zunächst nur eine dermatopathische Lymphadenitis mit starker Vermehrung interdigitierender Retikulumzellen in den T-Regionen (Abb. 15). Hier werden später auch die spezifischen Zellen der Mykosis fungoides eingelagert (Abb. 16): (1) Lutzner-Zellen, d.h. T-Lymphocyten mit cerebriformen Kernen, deren Kernkonfiguration freilich leichter im Elektronenmikroskop als im gewöhnlichen Paraffinschnitt auszumachen ist. (2) Sogenannte Mykosiszellen, d.h. Riesenzellen verschiedener Art und Morphologie. Sie besitzen nur wenige Kerne, ein gering bis stark basophiles, schmales oder breites Cytoplasma. Die Nukleolen sind mittelgroß bis groß, jedoch nicht so groß wie in typischen Sternbergschen Riesenzellen. In der Tumorphase gibt es verschiedene Entwicklungsmöglichkeiten, u.a. in Tumoren aus großen anaplastischen Lutzner-Zellen oder T-Immunoblasten.

Cytochemie. Siehe Sézary-Syndrom (S. 39).

Anhang: Das Sézary-Syndrom

Definition. Es liegt eine Variante der Mykosis fungoides, also eine T-Zellneoplasie, vor. Sie ist gekennzeichnet durch die Trias Erythrodermie, Lymphknotenschwellung und leukämische Ausschwemmung von lymphoiden Zellen (Lutzner-

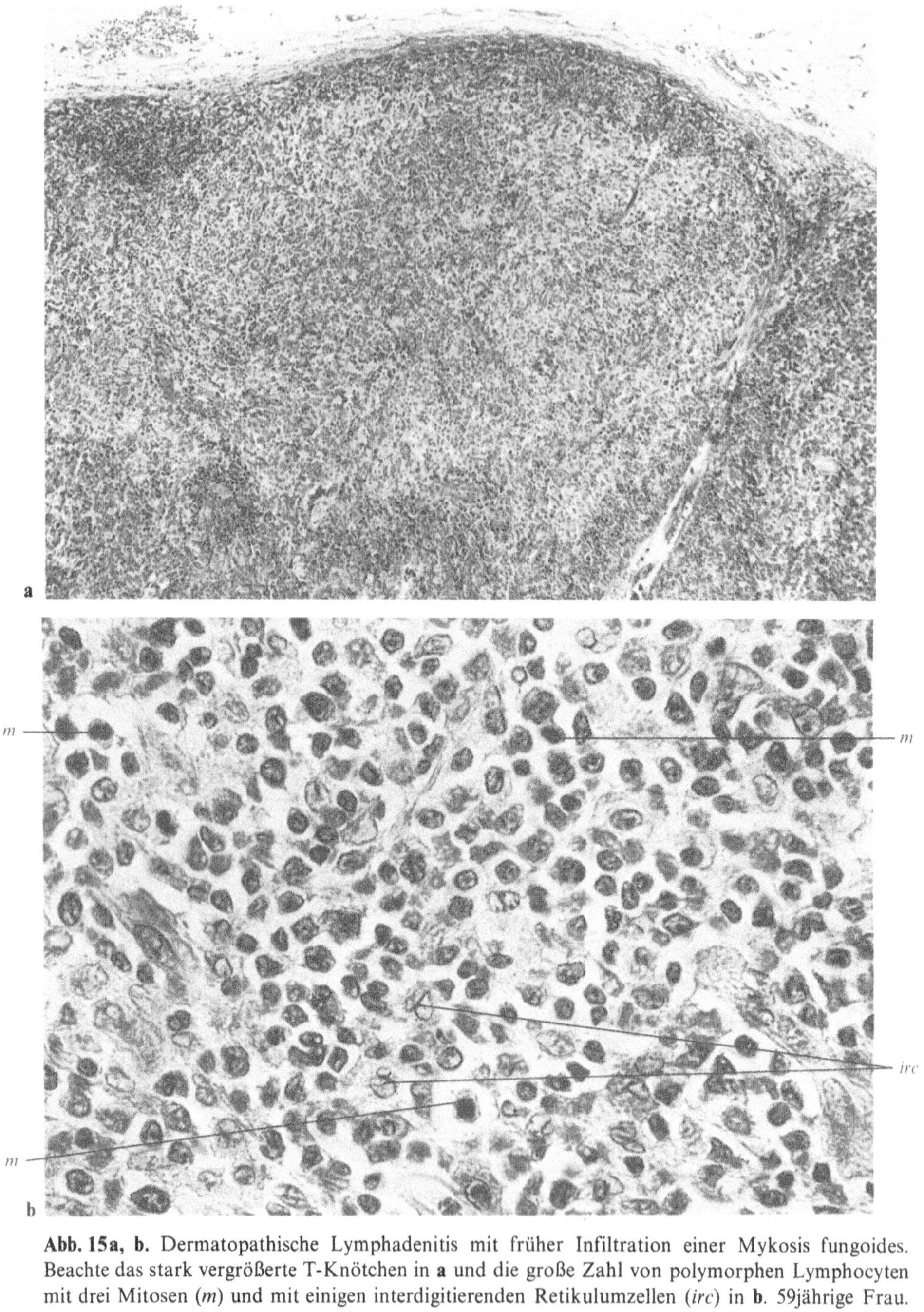

Abb. 15a, b. Dermatopathische Lymphadenitis mit früher Infiltration einer Mykosis fungoides. Beachte das stark vergrößerte T-Knötchen in **a** und die große Zahl von polymorphen Lymphocyten mit drei Mitosen (*m*) und mit einigen interdigitierenden Retikulumzellen (*irc*) in **b**. 59jährige Frau. Inguinaler LK. **a** Giemsa. 70×. **b** HE. 560×

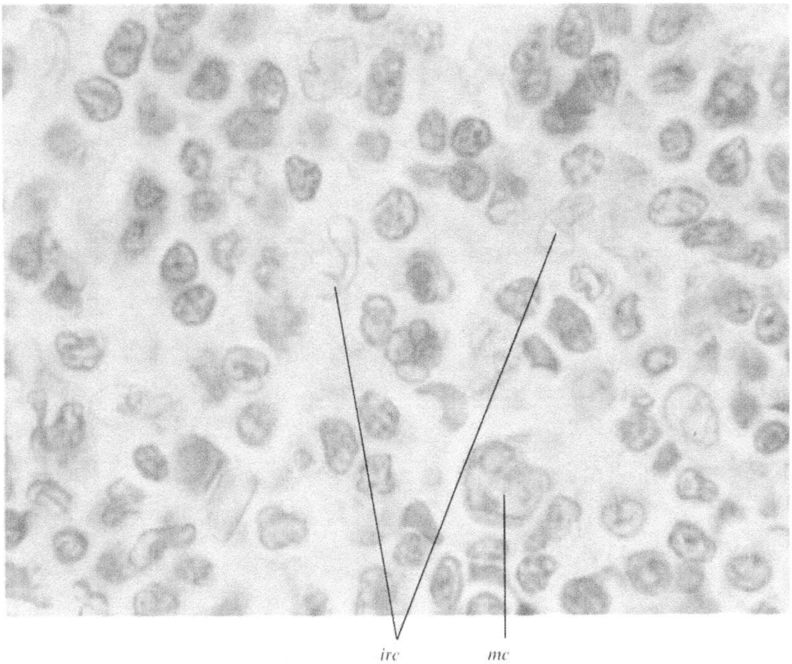

Abb. 16. Mykosis fungoides bei Giemsa-Färbung. Zahlreiche polymorphe Lymphocyten (Lutzner-Zellen). Zahlreiche, zumindest acht, interdigitierende Retikulumzellen (*irc*). Eine sogenannte Mykosiszelle (*mc*). 79jährige Frau. Klinisch hatte die Patienten eine Leukämie, jedoch kein Sézary-Syndrom. Inguinaler LK. 1 550 ×

Zellen). Im Gegensatz zur B-CLL ist das Knochenmark lange Zeit, eventuell bis zum Tod frei von Infiltration.

Histologie. Histologisch entspricht die Hautinfiltration der einer Mykosis fungoides, dagegen ist der Lymphknoten durch eine größere Monotonie gekennzeichnet. Offensichtlich geht meist keine wesentliche dermatopathische Lymphadenitis der spezifischen Infiltration voraus, dementsprechend sind die T-Zonen ganz überwiegend mit Lymphocyten vom Typ der Lutzner-Zellen infiltriert (Abb. 17). Da außerdem eine deutliche Venolenvermehrung besteht, erinnert das Bild an eine T-CLL (Abb. 18). Im Gegensatz zu dieser sieht man jedoch in der Regel einige sogenannte Mykosiszellen (Riesenzellen).

Cytochemie. Im Blutausstrich oder Lymphknotentupfpräparat zeigen die lymphoiden Zellen (Lutzner-Zellen) oft bei saurer Esterase-Reaktion 1–3 dicke positive Granula, die zum Teil sehr groß (kleksförmig) und solitär sind (Helferzellen). Die saure Phosphatase-Reaktion ist weniger charakteristisch (granulär bis fokal positiv).

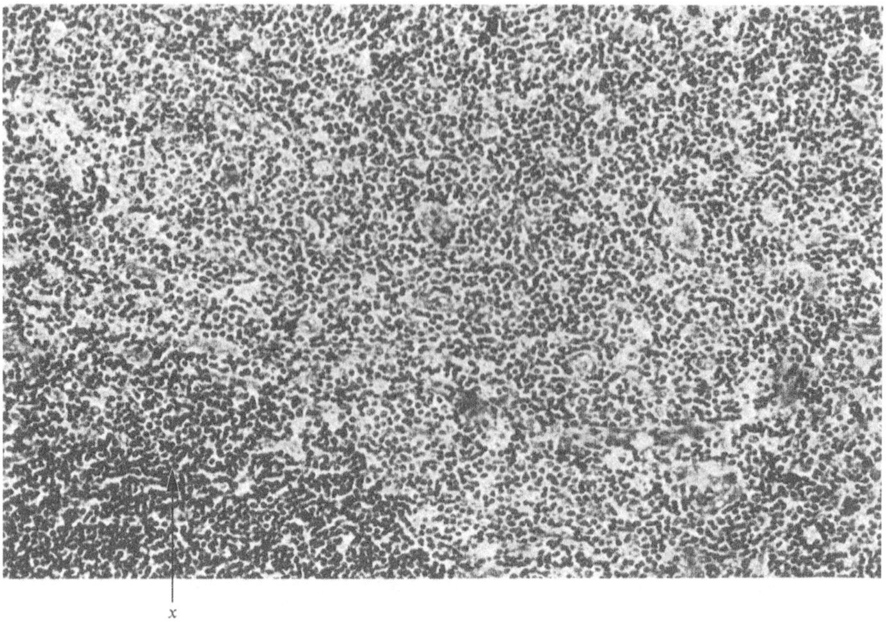

Abb. 17. Sézary-Syndrom, bereits 10 Jahre bestehend. Links unten Reste von nichtinfiltriertem lymphatischem Gewebe (*x*). Hier sind die Lymphocyten kleiner und liegen dichter zusammen als in dem infiltrierten Bereich. 64jährige Frau. Supraklavikulärer LK. Giemsa. 140 ×

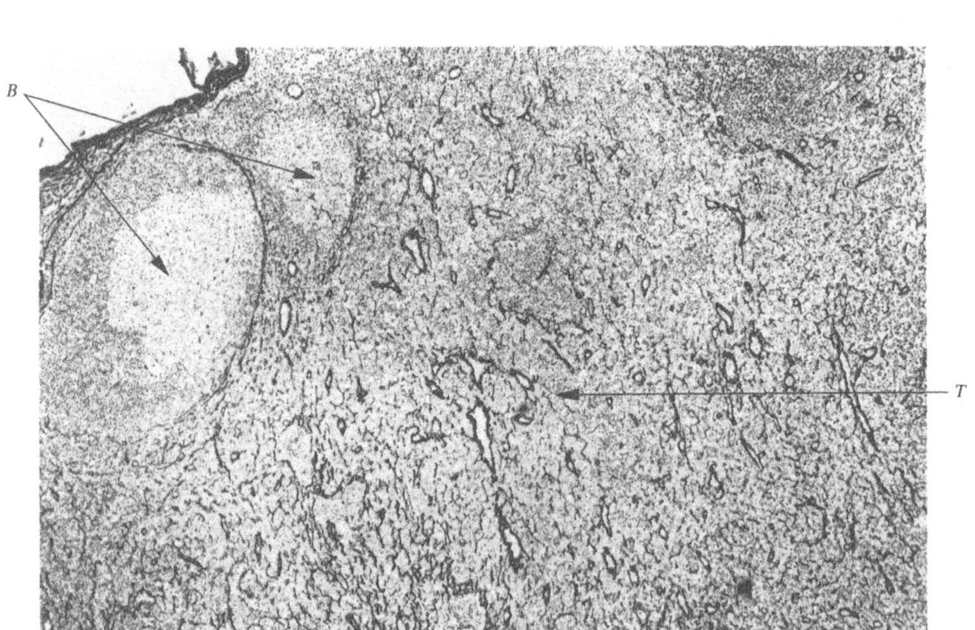

Abb. 18. Sézary-Syndrom. Infiltration der verbreiterten T-Zell-Region (*T*) mit zahlreichen epitheloiden Venolen und Fasern. In der Rinde finden sich Reste von Lymphfollikeln mit Keimzentren (*B*). 55jährige Frau. Inguinaler LK. Gomori. 56 ×

5. Lymphocytisches Lymphom vom T-Zonentyp: T-Zonenlymphom

Synonyma und verwandte Begriffe:

COLLINS: Malignes Lymphom der peripheren T-Lymphocyten (WALDRON et al. 1977)
LUKES: T-immunoblastisches Sarkom
Japanische Lymphomgruppe[11]: Peripheres T-Zellenlymphom, pleomorpher Subtyp

Definition. Das T-Zonenlymphom stellt ein ML der (peripheren) T-Lymphocyten dar, ein Subtyp der T-Lymphocyten kann jedoch nicht angegeben werden. Wir nannten den Tumor „T-Zonenlymphom", weil er alle Bestandteile der T-Zonen des lymphatischen Gewebes – analog zum follikulären Lymphom mit allen Bestandteilen der B-Zonen – enthält, nämlich T-Lymphocyten, interdigitierende Retikulumzellen und epitheloiden Venolen, manchmal auch „T-assoziierte Plasmazellen". Wir glaubten uns um so mehr dazu berechtigt, weil – in weiterer Analogie zum follikulären centroblastisch/centrocytischen Lymphom (mit neoplastischen B-Regionen und nichtneoplastischen T-Regionen!) – zwischen den neoplastischen T-Zonen meist nichtneoplastische B-Zonen (Follikel mit und ohne Keimzentren) vorhanden sind. Schließlich resultiert jedoch ein diffuser Tumor, in dem keinerlei zonaler Aufbau mehr sichtbar ist, in dem wohl aber noch die gleiche Zusammensetzung des Tumorgewebes vorliegt. Es bestehen weder leukämische Blutbildveränderungen noch Mykosis fungoidesähnliche Hautveränderungen. In dieser Hinsicht unterscheidet sich das T-Zonenlymphom von dem pleomorphen T-Zellenlymphom der Japaner.

Immunologie. Die Tumorzellen bilden Rosetten mit Schafserythrocyten, jedoch keine EAC-Rosetten (C3-Receptor-negativ). Dazwischen kommen mehr oder weniger reichlich nichtneoplastische (κ- und λ-positive) B-Zellen vor.

Vorkommen. In Deutschland und Holland etwa 1% der Non-Hodgkin-Lymphome. Altersspanne: 18–82 Jahre. Gipfel im 7. Jahrzehnt. ♂:♀ ~ 1,46:1.

Extranodale Manifestationen (außer Knochenmark, Milz und Leber). Wir untersuchten nur je eine infiltrierte Gewebsprobe von Haut, Waldeyerschem Rachenring und Speicheldrüse.

Klinik (HELBRON et al. 1979). Im Vordergrund steht meist die Lymphknotenvergrößerung, die sich relativ rasch entwickelt und zur frühen Generalisation neigt. Häufig sind Hepato- und/oder Splenomegalie sowie Lungenbeteiligung. Im Blut und Sternalpunktat kommen gelegentlich einzelne atypische Lymphocyten vor, ein leukämisches Bild wurde niemals beobachtet. Die Immunglobuline des Serums sind oft stark polyklonal vermehrt, einmal sahen wir eine extrem starke immunhämolytische Anämie, die die Exstirpation der (in den T-Zonen infiltrier-

---

11 HANAOKA et al. 1979; KIKUCHI et al. 1979; SUCHI et al. 1979

ten) Milz erforderlich machte. Manchmal traten allergische Symptome (Pruritus, Exanthem), u.a. nach Penicillin, auf.

Histologie. Die Neoplasie ist gekennzeichnet durch eine Wucherung polymorphkerniger T-Lymphocyten untermischt mit T-Immunoblasten in wechselnder Zahl und mit allen Übergängen zwischen T-Lymphocyten und T-Immunoblasten (Abb. 20). Ferner sieht man einige interdigitierende Retikulumzellen, gelegentlich sogenannte T-assoziierte Plasmazellen und stets erheblich vermehrt epitheloide Venolen (Abb. 21). Zwischen den neoplastischen umgewandelten T-Arealen sind oft noch relativ gut erhaltene (nichtneoplastische) Follikel mit und ohne Keimzentren vorhanden (Abb. 19). Bei längerem Bestehen des T-Zonenlymphoms verschwinden schließlich jedoch die Lymphfollikel immer mehr, so daß am Ende der gesamte Lymphknoten von der T-Zonenneoplasie eingenommen wird. Oft sieht man etliche Eosinophile, auch einige typische Plasmazellen, gelegentlich mehrkernige Riesenzellen, die den Sternbergschen Riesenzellen ähnlich sein können.

Cytochemie. Die saure Phosphatase-Reaktion ist vielfach stark granulär positiv, die saure Esterase-Reaktion zeigt keine kleksförmige Positivität, jedoch in einem Teil der Zellen eine granuläre Positivität. Bei der PAS-Reaktion sieht man in einer kleinen bis mäßigen Zahl der Tumorzellen positive grobe Granula. Cytoplasmavakuolen sind gelegentlich reichlich vorhanden und mit Sudanrot anfärbbar.

Differentialdiagnose. Die Unterscheidung muß gegenüber allen Lymphknotenveränderungen mit auffallender Venolenvermehrung getroffen werden, nämlich gegenüber T-CLL, Mykosis fungoides und Sézary-Syndrom sowie Lymphogranulomatosis X (einschließlich [angio]immunoblastischer Lymphadenopathie). Die *T-CLL* läßt sich leicht durch das leukämische Blutbild, *Mykosis fungoides* und *Sézary-Syndrom* lassen sich durch die charakteristischen Hauterscheinungen abgrenzen. Die *Lymphogranulomatosis X* jedoch macht oft diagnostische Probleme, insbesondere wenn sie vorwiegend aus T-Lymphocyten besteht. Dies bedeutet jedoch nicht, daß T-Zonenlymphom und Lymphogranulomatosis X identisch sind, wie DONHUIJSEN u. LEDER (1979) irrtümlich annehmen. Das wichtigste Kriterium stellt dann die Existenz von Lymphfollikeln und etwaigen Keimzentren dar: Diese Strukturen verschwinden bei der Lymphogranulomatosis X rasch. Bei der Lymphogranulomatosis X ist außerdem die Cytologie oft bunter, insbesondere sieht man meist mehr Plasmazellen und Immunoblasten. Im Zweifelsfall muß eine nochmalige Biopsie in kurzem zeitlichem Abstand – möglichst mit cytogenetischen Untersuchungen – die Klärung bringen. Dabei muß mitbedacht werden, daß sich das T-Zonenlymphom gelegentlich aus einer Lymphogranulomatosis X entwickelt (LENNERT et al. 1979).

Weiterentwicklung in ein ML von hohem Malignitätsgrad. Mit zunehmender Krankheitsdauer werden die Tumorzellen meist größer, anaplastischer. Schließlich kann ein großzelliger, aus gleichförmigen Blasten (T-Immunoblasten) beste-

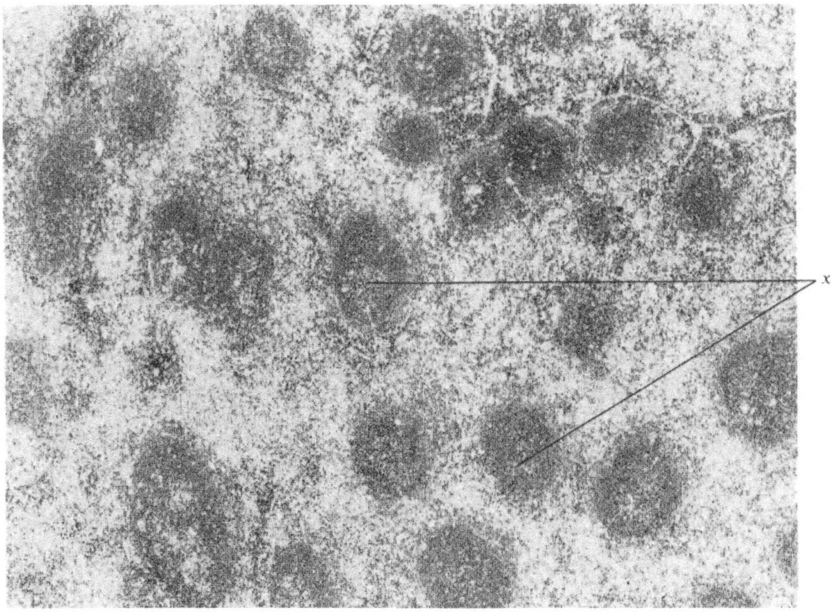

Abb. 19. T-Zonenlymphom bei schwacher Vergrößerung. Die Follikel (*x*) sind nicht neoplastisch, aber ahmen ein follikuläres Lymphom nach. Tatsächlich sind die hellen interfollikulären Zonen (T-Zonen) neoplastisch verändert. 68jähriger Mann. Submandibulärer LK. Giemsa. 14×

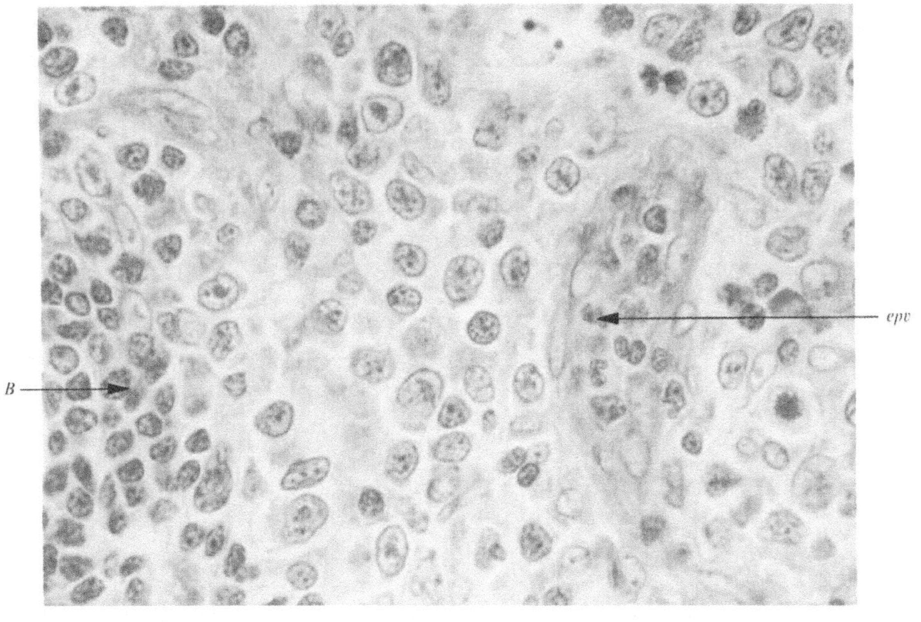

Abb. 20. T-Zonenlymphom bei Giemsa-Färbung. Polymorphe mittelgroße Lymphocyten und einige Blasten und Eosinophile um eine epitheloide Venole (*epv*). Links der Rest eines Lymphfollikels (*B*) mit deutlich kleineren Lymphocyten. 48jähriger Mann. Zervikaler LK. 1000×

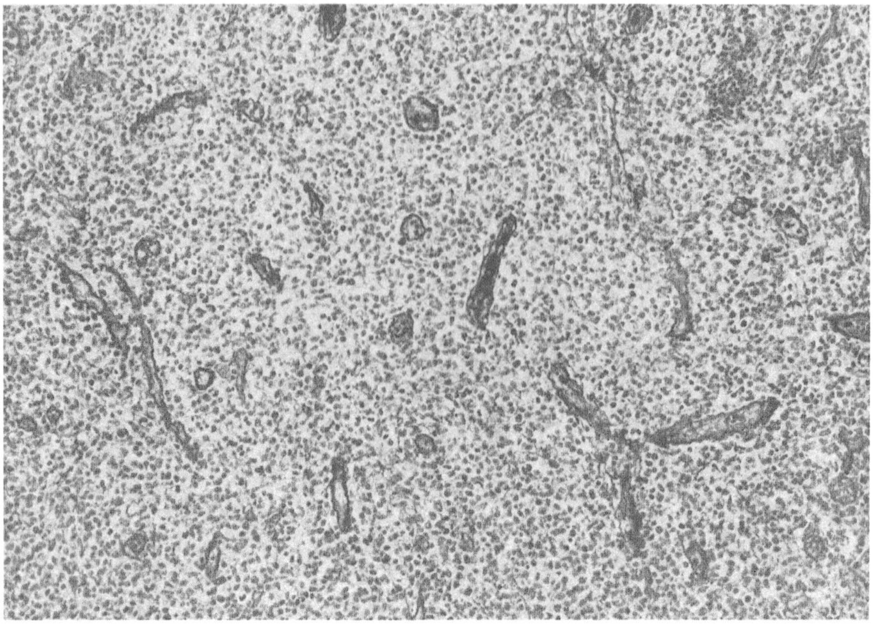

Abb. 21. T-Zonenlymphom. Zahlreiche epitheloide Venolen. Gleicher LK wie Abb. 20. PAS. 56 ×

hender Tumor („T-immunoblastisches Lymphom" unserer Definition) entstehen.

Prognose. Die Lebenserwartung ist – bei der heute angewandten Therapie – geringer als bei allen anderen Non-Hodgkin-Lymphomen von niedrigem Malignitätsgrad, weshalb die aus morphologischen Gründen erfolgte Einordnung unter die niedrigmalignen Lymphome problematisch ist. Die mittlere („median") Überlebenszeit beträgt etwa 12 Monate, sie ist länger, wenn Stadium I und II zur Zeit der Diagnose vorliegen.

B. Malignes lymphoplasmocytisches/lymphoplasmocytoides Lymphom (LP-Immunocytom)

Definition. Es liegt eine monoklonale Neoplasie der B-Lymphocyten ähnlich der B-CLL vor. Die Lymphocyten (bzw. deren Vorläufer) enthalten jedoch in einem kleinen bis mäßigen Teil ein rauhes endoplasmatisches Retikulum, wie es für Ig-sezernierende Zellen (Plasmazellen) charakteristisch ist. Für die Diagnose LP-Immunocytom ist der histologische Nachweis einer bestimmten Zahl von lymphoplasmocytoiden bzw. Plasmazellen mit demselben Leichtkettentyp im Cytoplasma („*monoklonales*" Muster) unerläßlich. PAS-positive globuläre Einschlüsse in den neoplastischen Zellen lassen – wenn vorhanden – eine klare Abgrenzung von der B-CLL zu. Im Serum sieht man nur in einem Teil der Fälle [35,9% (HEINZ et al. 1979)] eine Paraproteinämie, häufig werden die Immunglobuline retiniert und lassen sich dann im Gewebshomogenat reichlich nachweisen (STEIN et al. 1972, 1973). Im Blutbild besteht oft [60,1% (HEINZ et al. 1979)] eine Vermehrung von Lymphocyten wie bei B-CLL, in einem Teil dieser Fälle sind die leukämischen Zellen durch eine besondere Basophilie des Cytoplasmas und andere Züge der Plasmazellreihe gekennzeichnet.

Anmerkung zur Definition in anderen Klassifikationen. Die LP-Immunocytome werden an sich in anderen Klassifikationen oft als „lympho-plasmacytic" und ähnlich bezeichnet, sie werden *in praxi* von Vertretern anderer Klassifikationen jedoch oft als „lymphocytär – ohne plasmocytoide Differenzierung" eingestuft. Dies hat vor allem technische Gründe. Plasmocytoide Differenzierung ist im HE-Präparat nur bei starker Ausprägung erkennbar, sie erfordert Spezialfärbungen oder Immuntechniken (s.u.).

Immunologie. Die Tumorzellen tragen mehr oder weniger reichlich Membran-Ig von nur einem Leichtkettentyp („monoklonal"). Im Gegensatz zur CLL enthält ein Teil der Lymphomzellen cytoplasmatische Immunglobuline, die in ihrer Schwer- und Leichtkettenklasse den Membranimmunglobulinen entsprechen. Am häufigsten liegen als schwere Ketten μ-Ketten, seltener γ-Ketten und sehr selten α-Ketten vor. Bei den leichten Ketten überwiegen die κ-Ketten. Gelegentlich sind nur leichte oder nur schwere Ketten nachweisbar.

Beim lymphoplasmocytischen Subtyp gleicht die Konstellation der übrigen Oberflächenmarker der des centroblastisch/centrocytischen Lymphoms: Die Tumorzellen tragen C3b- und C3d-Receptoren etwa im gleichen Prozentsatz. Etwa 30% der Zellen bildet Rosetten mit Mäuseerythrocyten. Der T-Zellenanteil ist relativ hoch (um 20%).

Beim lymphoplasmocytoiden Subtyp ist die Konstellation der übrigen Oberflächenmarker ähnlich der einer B-CLL: Die Tumorzellen tragen überwiegend C3d-Receptoren, seltener C3b-Receptoren. Etwa 50% der Tumorzellen bildet mit Mäuseerythrocyten Rosetten. Der T-Zellengehalt ist niedrig (in der Regel unter 10%).

Der polymorphe Subtyp zeigt eine große Streubreite der Oberflächenmarker, wobei das Muster mehr dem lymphoplasmocytischen oder lymphoplasmocytoiden Typ zuneigen kann.

Vorkommen. Wenn – wie in Deutschland – auch die B-CLL oft biopsiert wird, ist auch die Zahl der LP-Immunocytome höher als in anderen Ländern. Wir stellten bei 16–18% unserer Non-Hodgkin-Lymphome die Diagnose LP-Immunocytom. In den Vereinigten Staaten sind LP-Immunocytome viel seltener.

Die Altersverteilung entspricht etwa der B-CLL, unser jüngster Patient war 31 Jahre alt. ♂:♀~1,1:1 (s. Abb. 2).

Das LP-Immunocytom tritt gehäuft bei Autoimmunkrankheiten, besonders beim Sjögren-Syndrom, auf (LENNERT et al. 1979).

Extranodale Manifestationen (außer Knochenmark, Milz und Leber). Unter 181 extranodalen Biopsien unseres Untersuchungsgutes fanden wir folgende Häufigkeitsverteilung der verschiedenen Lokalisationen:

Haut und Unterhaut (22%)
Auge (Orbita, Bulbus, Konjunktiva) (21%)
Magendarmtrakt (20%)
Waldeyerscher Rachenring (17%)
Lunge (7%)
Schilddrüse (3%)
Hoden (2%)
Mamma (2%)
Speicheldrüsen (1%)
Verschiedene Organe (insgesamt 5%)

Ein LP-Immunocytom des Zentralnervensystems kam in unserem bioptischen Untersuchungsgut nicht vor, es ist jedoch nach autoptischen Befunden unseres Instituts wie auch anderer Institutionen (z.B. JELLINGER et al. 1975) eines der häufigsten primären ML des Zentralnervensystems.

Klinik. Meist entsteht langsam eine weit verbreitete Lymphknotenschwellung, es kann jedoch auch eine sehr große Milz das erste Krankheitssymptom sein (HEINZ et al. 1979). Extranodale Manifestationen sind besonders häufig (s. letzten Abschnitt). Nicht ganz selten ist ein splenomegaler Typ mit Riesenmilz, jedoch ohne periphere Lymphknotenschwellung (THEML et al. 1977). Das Lymphom kann extranodal beginnen und bleibt gelegentlich auf extranodale Lokalisationen beschränkt. Im Blutserum findet sich in mindestens etwa 36% der Patienten eine monoklonale Ig-Vermehrung: meist IgM, auch IgG, selten IgA, IgE, leichte oder schwere Ketten. Etwa 60% der Patienten zeigen eine Blutlymphocytose (>4000/µl), die einer B-CLL sehr ähnlich sieht, manchmal jedoch durch basophile plasmocytoide Zellen auffällt. In 13,5% kommt es zu Coombs-positiver hämolytischer Anämie, die in einer gleich hohen Zahl von B-CLL-Fällen nicht vorkam (HEINZ et al. 1979).

Histologie. Es stehen wie bei der B-CLL die kleinen Lymphocyten im Vordergrund. Im Gegensatz zur CLL sind jedoch zusätzlich lymphoplasmocytoide oder typische Plasmazellen, d.h. Zellen mit gering bis stark verbreitertem basophilem Cytoplasma vorhanden. Sie sind in geringer oder mäßiger Zahl vorhanden. Dazu kommen immer einige Immunoblasten. In etwa einem Viertel der

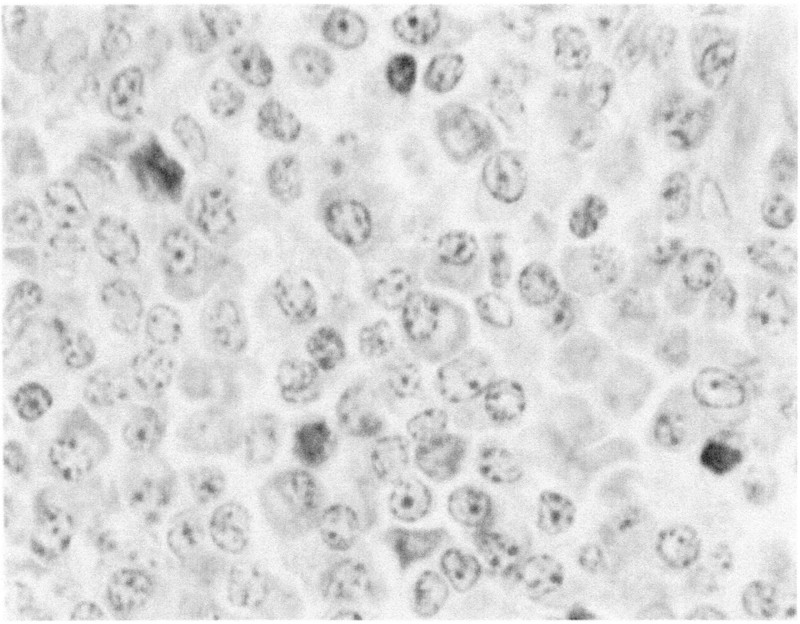

Abb. 22. LP-Immunocytom, lymphoplasmocytischer Subtyp, bei Giemsa-Färbung. Die meisten Zellen sind Lymphocyten. Dazwischen liegen typische Marschalkósche Plasmazellen (retikuläre Plasmazellen). 66jähriger Mann. Zervikaler LK. 1 550 ×

Fälle sind Immunoblasten reichlicher eingestreut und manchmal – bei diffusem Wachstumstyp! – mit Centroblasten und Centrocyten untermischt. Doch auch hierbei ist der Lymphocyt die vorherrschende Zelle. Wir sprechen hier von polymorphem Subtyp des LP-Immunocytoms (Abb. 24 und 25) und stellen dieses dem lymphoplasmo*cyt*ischen (mit typischen Plasmazellen; Abb. 22) und dem lymphoplasmocyt*oid*en (mit lymphoplasmocytoiden Zellen; Abb. 23) Subtyp gegenüber.

Der lymphoplasmocytische Subtyp entspricht histologisch ganz den früher bei Makroglobulinämie Waldenström beschriebenen Veränderungen. Die Zahl der Immunoblasten und der Mitosen ist gering. Proliferationsnester („pseudofollikulär") wie bei B-CLL kommen praktisch nicht vor. Die Mastzellen sind oft vermehrt (Abb. 26), die Sinus meist weit, selten cavernös erweitert. Oft besteht eine Hämosiderose.

Der lymphoplasmocytoide Subtyp gleicht mehr der B-CLL: Die Sinus sind meist nicht erkennbar, Proliferationsnester kommen manchmal vor. Die Mastzellen sind meist nicht wesentlich vermehrt, auch sieht man keine Hämosiderose.

Der polymorphe Subtyp ist dem lymphoplasmocytoiden sehr ähnlich, unterscheidet sich jedoch durch die relative hohe Zahl an Blasten mit entsprechend hoher Mitoserate.

Das diagnostisch wertvollste histologische Kennzeichen des LP-Immunocytoms ist die Ablagerung von kugeligen PAS-positiven Einschlüssen im Kern

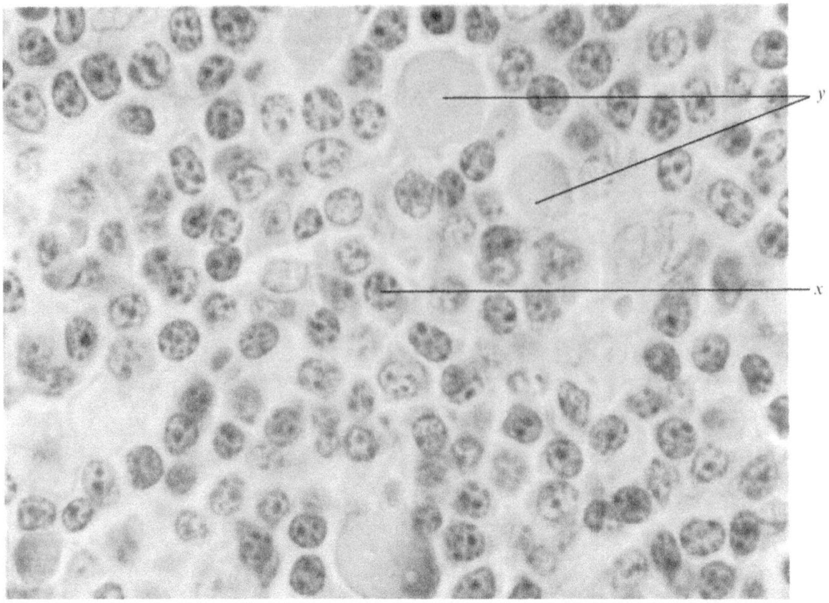

Abb. 23. LP-Immunocytom, lymphoplasmocytoider Subtyp, bei Giemsa-Färbung. Zwischen den vorherrschenden kleinen Lymphocyten sieht man einige plasmocytoide Zellen (*x*) und einige große Russellsche Körperchen (*y*). 69jähriger Mann. Axillärer LK. 1550 ×

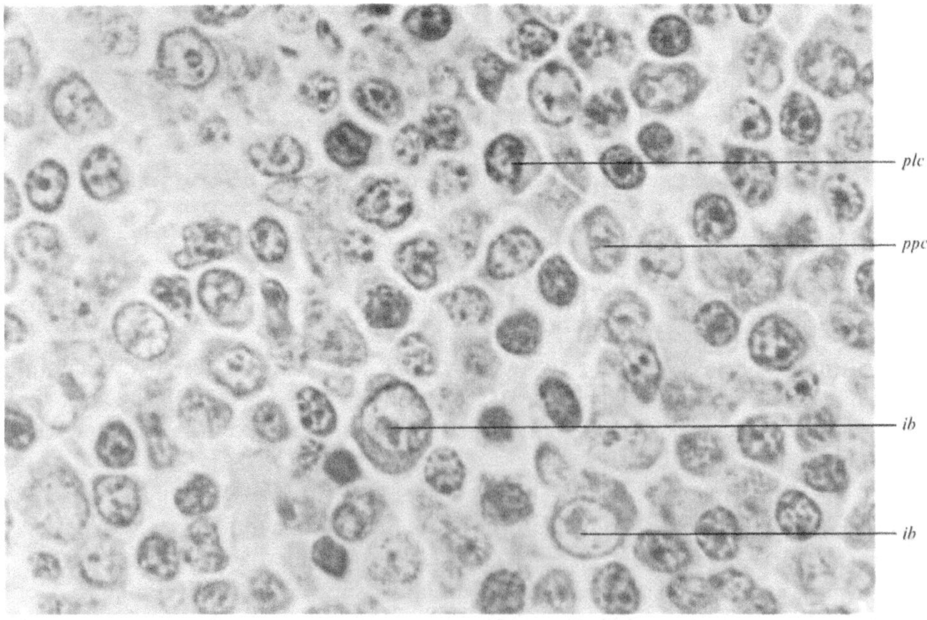

Abb. 24. LP-Immunocytom, polymorpher Subtyp, bei Giemsa-Färbung. Auch hier herrschen kleine Lymphocyten vor. Daneben sieht man große Zellen (Immunoblasten, *ib*), mittelgroße Zellen (Proplasmocyten, *ppc*) und Plasmazellen (*plc*). Die Polymorphie ist beträchtlich. 80jährige Frau. Supraklavikulärer LK. 1550 ×

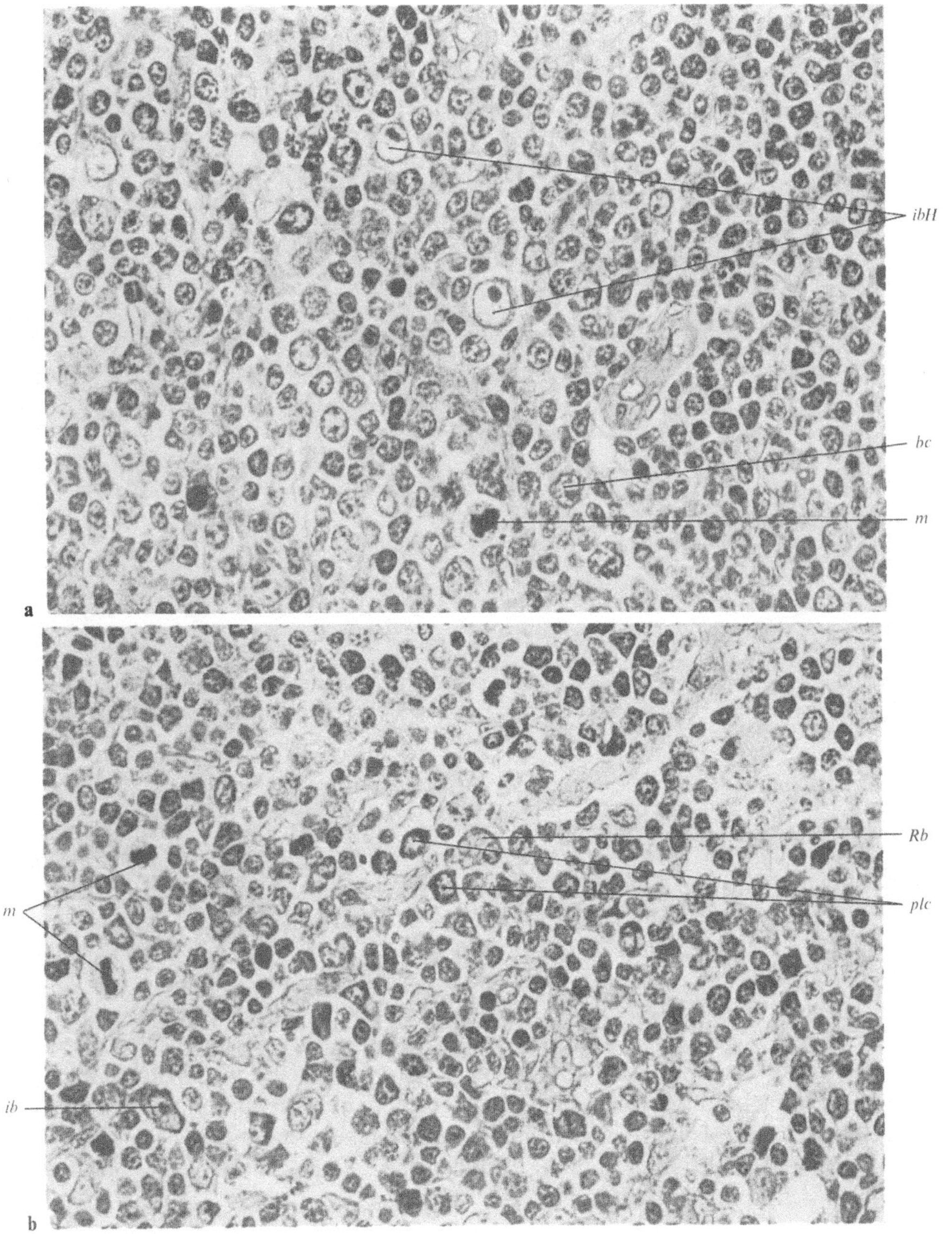

Abb. 25a, b. LP-Immunocytom, polymorpher Subtyp. Polymorpher Gesamteindruck. Immunoblasten (*ib*), einige Riesenimmunoblasten, die Hodgkin-Zellen ähnlich sehen (*ibH*), mittelgroße Blasten (*bc*), plasmocytoide Zellen (*plc*) sowie eine Plasmazelle mit globulären Cytoplasmaeinschlüssen (Russell-Körper, *Rb*). Zahlreiche Mitosen (*m*). 72jährige Frau. Axillärer LK. Giemsa. 560×

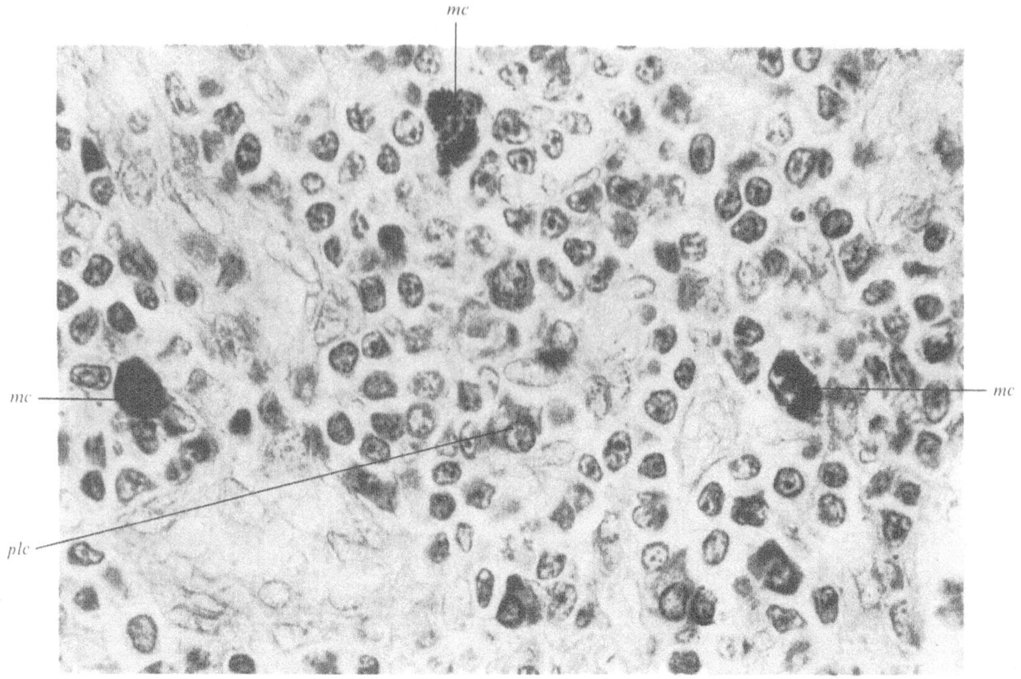

Abb. 26. Vermehrung von Mastzellen (*mc*) bei einem LP-Immunocytom, lymphoplasmocytischer Subtyp. Zahlreiche Lymphocyten und einige Marschalkósche Plasmazellen (*plc*). 73jähriger Mann. Inguinaler LK. Giemsa. 880 ×

und/oder Cytoplasma von lymphoplasmocytoiden oder Plasmazellen (Abb. 27 u. 28). Leider ist dieser Befund jedoch nicht in jedem Fall, sondern nur in etwa der Hälfte der Fälle nachweisbar. Wenn wir diesen Befund erheben, können wir fast sicher sein, daß keine B-CLL, sondern ein LP-Immunocytom vorliegt. Die PAS-positiven Kugeln lassen bei Goldner- oder Ladewig-Färbung eine Unterscheidung zwischen IgM und den übrigen Immunglobulinen zu: IgM färbt sich grün bzw. graublau, die übrigen Immunglobuline stellen sich rot dar. Außer kugeligen Einschlüssen kommen gelegentlich kristalline Ablagerungen und oft auch diffuse PAS-Positivität der Plasmazellen vor. Selten werden die Paraproteine auch zwischen den Tumorzellen in Form amorpher Massen abgelagert. Dann beobachtet man bisweilen Abbauversuche durch Fremdkörperriesenzellen. Selten induzieren die Paraproteine eine Paramyloidose. Manchmal finden sich Epitheloidzellgruppen.

Cytologie und Cytochemie. Im Tupfpräparat lassen sich plasmocytoide Zellen wegen der besseren Erkennung des Basophiliegrades sicherer identifizieren als im Schnitt. Cytochemie ohne größere diagnostische Bedeutung.

Diagnose. Die Diagnose stützt sich auf den Nachweis von lymphoplasmocytoiden oder Plasmazellen zwischen den *vorherrschenden* kleinen Lymphocyten. Die Er-

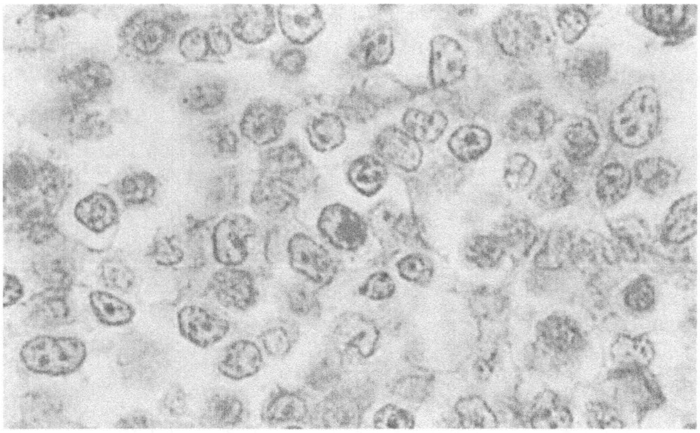

Abb. 27. Intranukleärer PAS-positiver Einschluß in einem LP-Immunocytom mit μ-Ketten-Krankheit. 43jähriger Mann. Zervikaler LK. PAS. 1000×

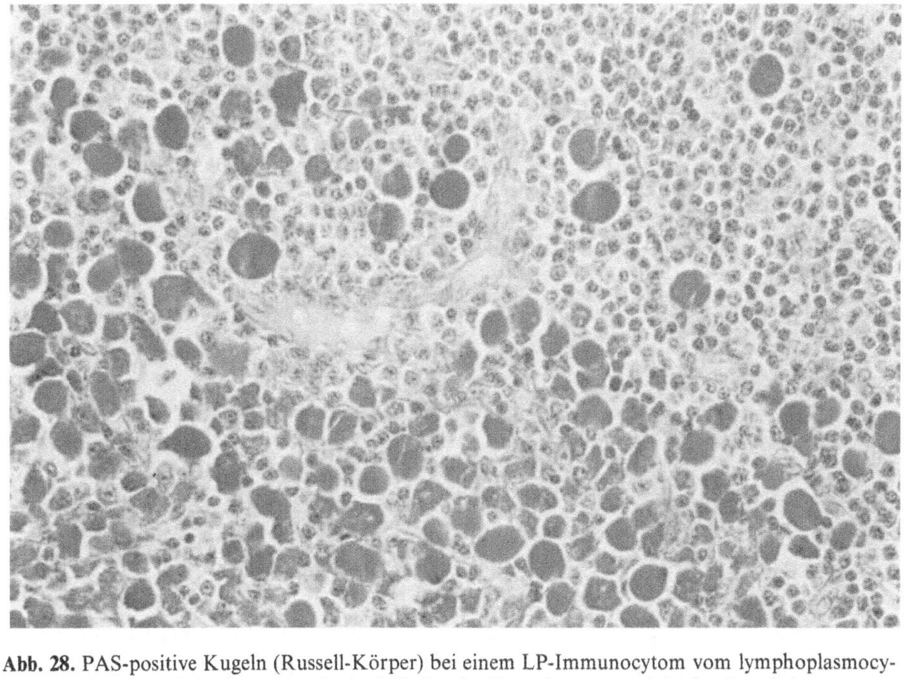

Abb. 28. PAS-positive Kugeln (Russell-Körper) bei einem LP-Immunocytom vom lymphoplasmocytoiden Subtyp. 74jährige Frau. Inguinaler LK. Starke Vermehrung von IgM im Gewebshomogenat. PAS. 350×

kennung der lymphoplasmocytoiden Zellen ist im HE-Präparat kaum möglich, man benötigt die Giemsa-Färbung, um sie als basophil auszuweisen, oder die MGP-Färbung, um sie als pyroninophil zu erkennen. Der sicherste Weg ihrer Identifikation ist die PAP-Technik. Hierbei kann man nicht nur die Zahl der lymphoplasmocytoiden und Plasmazellen bestimmen, sondern auch ihre Monoklonalität (nur *ein* Leichtkettentyp) ausmachen. Dieser Nachweis ist in allen Zweifelsfällen – z.B. bei PAS-Negativität – unerläßlich. Das Vorhandensein von typischen Plasmazellen und ihren Vorstufen kann auch reaktiver Natur sein. Die leichten Ketten der cytoplasmatischen Immunglobuline sind dann nicht beschränkt auf einen Typ.

Differentialdiagnose. Am häufigsten stehen wir vor der Notwendigkeit, eine *B-CLL* abzugrenzen. Dies ist in der Hälfte der Fälle bereits mit der PAS-Reaktion möglich: Finden sich PAS-positive Einschlüsse in den lymphoplasmocytoiden oder Plasmazellen, so können wir in der Regel ein LP-Immunocytom annehmen. In der anderen Hälfte der Fälle müssen wir die PAP-Technik anwenden, um festzustellen, ob lymphoplasmocytoide oder Plasmazellen cytoplasmatisches Ig von nur einem Leichtkettentyp enthalten. Dies beweist dann ein LP-Immunocytom. Weitere histologische/cytologische Kriterien haben nur Wahrscheinlichkeitswert und sollten durch eines der beiden Kriterien (PAS/PAP) gestützt sein.

Weitere differentialdiagnostisch zu bedenkende Erkrankungen s. bei B-CLL (S. 31).

Das polymorphe LP-Immunocytom wird nicht selten als *Hodgkin-Lymphom* fehlinterpretiert, weil gelegentlich mehrkernige Immunoblasten vorkommen. Diese sind jedoch basophiler als typische Sternberg-Zellen. Im Gegensatz zu Hodgkin-Lymphomen werden weder Sklerosierung noch Eosinophilie gefunden.

Grenzfälle. Die Grenze des LP-Immunocytoms ist nach drei Seiten unscharf, nach der Seite der B-CLL, des centroblastisch/centrocytischen Lymphoms und des immunoblastischen Lymphoms. Dies ist verständlich, da eine nahe Verwandtschaft der proliferierenden Zellen besteht.

Gegenüber der *B-CLL* hat sich eine kleine Gruppe von „Grenzfällen" ergeben, als wir systematisch die PAP-Methode anwandten (Papadimitriou et al. 1979). Es sind dies Fälle, die wie eine B-CLL aussehen, jedoch nur wenige plasmocytoide Zellen mit cytoplasmatischem Ig von nur einem Leichtkettentyp („monoklonales" Muster) enthalten. Da wir annehmen dürfen, daß der Defekt in der Entwicklung Ig-sezernierender Zellen bei der CLL nicht hundertprozentig zu sein braucht, können wir die Grenze zwischen CLL und LP-Immunocytom nur willkürlich festlegen und müssen überprüfen, ob dieser Festlegung klinische Signifikanz zukommt. Wir zogen die Grenze bei 1 lymphoplasmocytoiden oder Plasmazelle pro Blickfeld bei 500facher Vergrößerung und gleichzeitig nachgewiesener Monoklonalität. Was zahlenmäßig darunter liegt, bezeichnen wir als Grenzfall B-CLL/LP-Immunocytom und empfehlen dem Kliniker, wie bei B-CLL zu verfahren.

Gegenüber dem *centroblastisch/centrocytischen Lymphom* macht das polymorphe Immunocytom gelegentlich Abgrenzungsschwierigkeiten, denn auch beim centroblastisch/centrocytischen Lymphom kann es interfollikulär zu einer starken Vermehrung von Plasmazellen mit PAS-positiven Einschlüssen kommen. Wenn in solchen Fällen die Follikelbildung nicht eindeutig auszumachen ist, mag man Zuordnungsprobleme haben. Diese Probleme treten jedoch nur in sehr seltenen Fällen auf.

Gegenüber dem *immunoblastischen Lymphom* ist die Grenze unscharf, wenn die Zahl der Immunoblasten stark vermehrt ist. Von wann ab darf man bereits von einem immunoblastischen Lymphom sprechen und wann ist es noch ein polymorphes Immunocytom? Für immunoblastisches Lymphom spricht das Vorkommen von größeren Rasen von Immunoblasten. Wir orientieren uns auch nach der Zahl der Lymphocyten, die beim immunoblastischen Lymphom in den Hintergrund treten, während sie beim polymorphen Immunocytom immer noch die häufigste Zellart darstellen.

Weiterentwicklung in ein hochgradig malignes Lymphom. Etwa 4% der LP-Immunocytome gehen in ein immunoblastisches Lymphom über. Dieses kann unter Umständen bereits in der ersten Biopsie erkennbar sein, es kann aber auch nach verschieden langem Bestehen des LP-Immunocytoms auftreten. Man sieht dann Reinkulturen von Immunoblasten, die einen Teil oder das gesamte Immunocytom ersetzen. Das immunoblastische Lymphom, das aus einem Immunocytom hervorgegangen ist, entstammt dem gleichen Klon.[12] Es ist jedoch oft nicht mehr zur Ig-Sekretion fähig. Es kann auch leukämisch verlaufen.

Selten entwickelt sich sekundär ein centroblastisches Lymphom.

Prognose. Die Lebenserwartung ist insgesamt etwas niedriger als bei B-CLL (s. Abb. 4 u. 5), unter den Subtypen wurden in der zuletzt durchgeführten Studie der Kieler Lymphomgruppe keine signifikanten Unterschiede gefunden (HEINZ et al. 1979).

Anhang: Schwerketten-Krankheiten

Es gibt seltene Paraproteinämien, bei denen nur die zum Teil pathologisch schweren Ketten einer Klasse im Blut vermehrt sind. Der „γ-“ und „μ-chain disease“ liegt ein LP-Immunocytom zugrunde. Bei der „α-chain disease“ besteht zunächst eine starke Plasmazellinfiltration der Dünndarmschleimhaut (= Prälymphom? = niedrigmalignes Lymphom?). Später entwickelt sich besonders in den mesenterialen Lymphknoten ein B-immunoblastisches Lymphom.

---

12 BROUET et al. 1976; HABESHAW et al. 1979

C. Malignes plasmocytisches Lymphom (Plasmocytom)

Definition. Wir schließen in diese Gruppe nur die „extramedullären" Plasmocytome ein, die primär im lymphatischen Gewebe entstehen. Der Ausschluß der plasmocytären Myelome hat überwiegend praktische Gründe, keinesfalls soll damit zum Ausdruck gebracht werden, daß Myelome wesensmäßig vollkommen verschieden sind. Unsere Definition weicht von derjenigen der britischen Klassifikation (Henry 1979) insofern etwas ab, als dort auch ein Teil der plasmazellreichen Immunocytome als Plasmocytom benannt wird.

Immunologie. Die neoplastischen Plasmazellen enthalten bei PAP-Untersuchungen cytoplasmatisches Ig von nur einem Leichtkettentyp. Als schwere Kette findet man häufiger α als γ, selten μ (Papadimitriou u. Schwarze 1980).

Vorkommen. Das primäre Lymphknotenplasmocytom ist selten (0,8% der Non-Hodgkin-Lymphome in unserem Untersuchungsgut). Das Alter zwischen dem 4. und 7. Dezennium ist am häufigsten betroffen. Geschlechtsverhältnis ♂:♀ ~ 2,6:1.

Klinik. Befallen sind ganz überwiegend zervikale, auch axilläre, selten Lymphknoten anderer Lokalisationen. Eine Paraproteinämie besteht im allgemeinen (noch) nicht. Ein Myelom muß durch Knochenmarks- und Röntgenuntersuchung ausgeschlossen werden.

Histologie. Der Tumor besteht aus Reinkulturen von hochdifferenzierten („retikulären") Plasmazellen (Abb. 29 u. 30). Immunoblasten, Plasmablasten und Lymphocyten fehlen. Gelegentlich wird Amyloid im Tumorgewebe oder Gefäßwänden abgelagert. Bisweilen treten pseudoangiomatöse Strukturen auf.

Diagnose und Differentialdiagnose. Das Hauptcharakteristikum des Lymphknotenplasmocytoms sind die Monotonie und Kleinzelligkeit des Tumors. Die Plasmazellen zeigen zwar eine gewisse Pleomorphie mit Riesenformen oder mehrkernigen Zellen. Große basophile Blasten mit großen Nukleolen kommen jedoch nicht vor. Auch Riesenformen besitzen die Kernstruktur der reifen Plasmazellen. Dies steht im Gegensatz zu den meisten *reaktiven Plasmocytosen*, bei denen man alle Reifestufen der Plasmocytopoese (Immunoblasten, Plasmablasten, Proplasmazellen, Plasmazellen) erkennen kann.

Gegenüber der *Myelom*metastase ist das primäre Lymphknotenplasmocytom meist kleinzelliger und höher differenziert, u.a. wohl deshalb, weil Myelome meist spät und nachdem sie anaplastisch wurden, in Lymphknoten metastasieren.

Plasmazellenleukämien sind dagegen kleinzellig wie das Lymphknotenplasmocytom (Isobe et al. 1979), zeigen jedoch eine stärkere Neigung zur Infiltration der Kapsel und Lymphknotenumgebung. Wegen der eindeutigen Blutbildveränderungen dürften hierbei jedoch keine diagnostischen Schwierigkeiten auftreten.

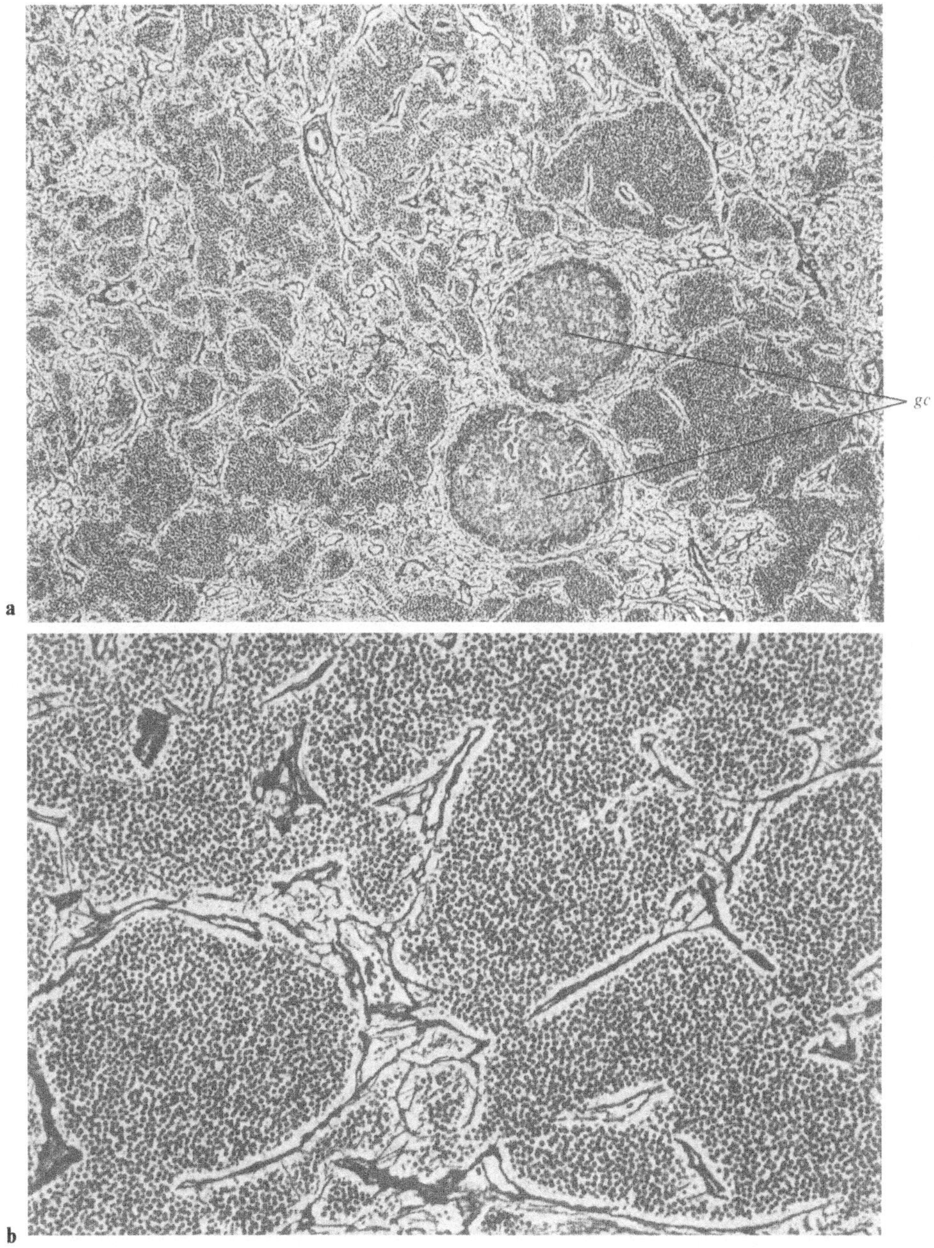

Abb. 29a, b. Primäres Lymphknotenplasmocytom. Uniforme, dicht gepackte Tumorzellen bilden große Nester und Komplexe, die von dicken Fasern und Gefäßen umgeben werden. Es resultiert ein alveoläres Faserbild. In **a** Reste von Keimzentren (*gc*). 70jähriger Mann. Zervikaler LK. Gomori. **a** 56×, **b** 140×

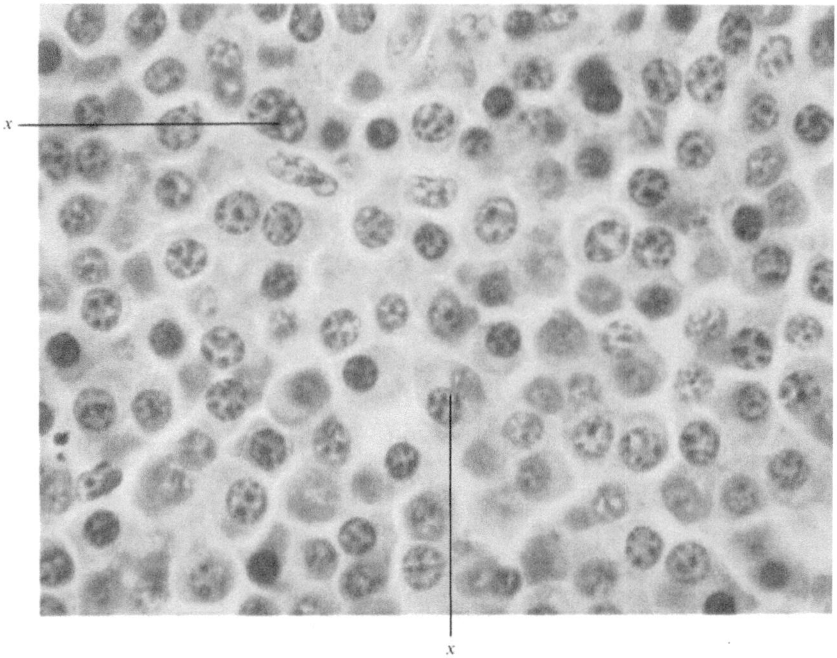

Abb. 30. Primäres Lymphknotenplasmocytom bei Giemsa-Färbung. Leichte Polymorphie der Plasmazellen. Zwei Plasmazellen enthalten zwei Kerne (*x*). Gleicher LK wie Abb. 29. 1 550 ×

Prognose. Das Lymphknotenplasmocytom hat eine viel bessere Prognose als das Myelom, da es früh erkannt wird und oft vollkommen chirurgisch entfernt werden kann.

D. Malignes centrocytisches Lymphom

Definition. Das centrocytische Lymphom ist von den Centrocyten der Keimzentren abzuleiten, stellt also stets ein B-Zellenlymphom dar. Es besteht aus Reinkulturen von Centrocyten, enthält also keine Centroblasten. In diesem Punkt unterscheiden wir uns von Lukes u. Collins (1974a, b, 1975a, b): Sie bezeichnen als „cleaved FCC lymphoma" alle jenen Lymphome, die in der Hauptsache aus Centrocyten bestehen, gleichgültig, ob Centroblasten beigemischt sind oder nicht. Nach unserer Ansicht ist ferner differentialdiagnostisch und wohl auch wesensmäßig der Unterschied wichtig, daß zwischen den Tumorzellen praktisch keine Lymphocyten auszumachen sind und daß dementsprechend die Zahl der T-Lymphocyten bei immunologischen Untersuchungen niedrig ist.

Immunologie. Die Tumorzellen tragen reichlich Membran-Ig (viel mehr als die Lymphocyten der B-CLL!), sie besitzen Receptoren für C3b *und* C3d (bei B-CLL starkes Überwiegen der C3d-Receptoren!) (Tolksdorf et al. 1980). In einigen Fällen findet man bei PAP-Untersuchung neoplastische Centrocyten mit nur einem Leichtkettentyp im Cytoplasma. Receptoren für Mäuseerythrocyten sind nicht vorhanden. Der Anteil der T-Lymphocyten im Tumor liegt im Gegensatz zum centroblastisch/centrocytischen Lymphom nur um 7%.

Vorkommen. Das centrocytische Lymphom macht in unserem Untersuchungsgut etwa 10% der Non-Hodgkin-Lymphome aus (s. Tabelle 3). Der Altersgipfel liegt im 7. Dezennium (s. Abb. 2). Der jüngste Patient war 22 Jahre, der älteste 86 Jahre alt. Das männliche Geschlecht überwiegt deutlich mit 1,75:1 (im Gegensatz zum centroblastisch/centrocytischen Lymphom).

Extranodale Manifestationen (außer Knochenmark, Milz und Leber). Unter 130 extranodalen Biopsien unseres Untersuchungsgutes fanden wir folgende Häufigkeitsverteilung der verschiedenen Lokalisationen:

Waldeyerscher Rachenring (33%)
Magendarmtrakt (29%)
Haut und Unterhaut (24%)
Auge (5%)
Speicheldrüsen (3%)
Verschiedene Organe (insgesamt 6%)

Klinik. Zur Zeit der Diagnose liegt meist ein generalisiertes Lymphom (Stadium IV) vor. Im Blut werden meist Centrocyten gefunden, jedoch machen sie nur in etwa einem Viertel der Patienten mehr als 4000/μl aus.

Histologie. Man kann im Giemsa-Präparat bereits bei schwacher Vergrößerung Verdacht auf centrocytisches Lymphom äußern: Es besteht ein monotones Bild von kleinen bis allenfalls mittelgroßen Zellen, deren Kerne sich schwächer (mehr grau!) anfärben als bei CLL oder LP-Immunocytom (Abb. 31 u. 32). Die Kerne sind außerdem pleomorph, gelegentlich gekerbt. Das Cytoplasma färbt

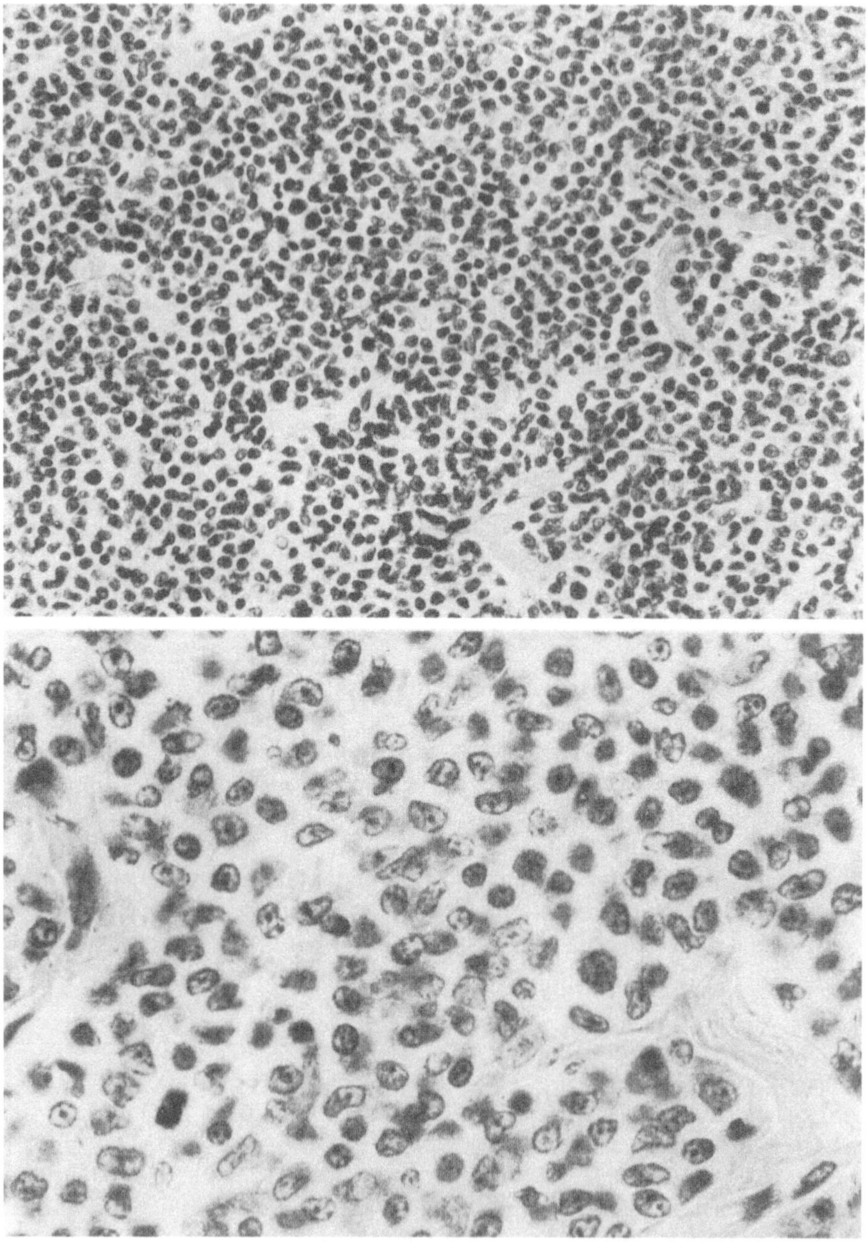

a

b

Abb. 31a, b. Centrocytisches Lymphom, kleinzellig. Monotones Bild. Hyalinablagerung um kleine Gefäße. Bei stärkerer Vergrößerung (**b**) besteht eine deutliche Pleomorphie der Kerne, einige Kerne sind gekerbt. Kein stärkerer Unterschied der Zellgröße. 44jähriger Mann. Axillärer LK. Giemsa. **a** 350×, **b** 875×

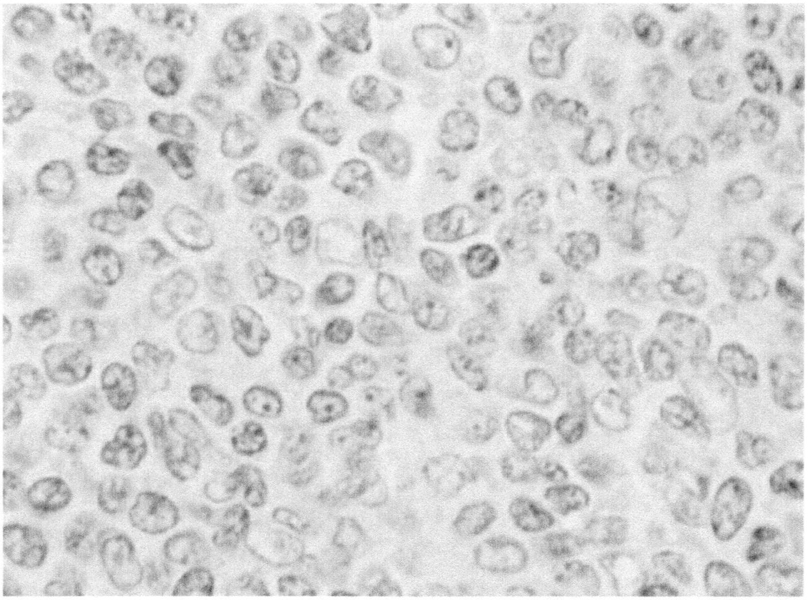

Abb. 32. Kleinzelliges centrocytisches Lymphom bei Giemsa-Färbung. Der allgemeine Eindruck ist relativ einheitlich, die einzelnen Kerne zeigen jedoch erhebliche Unterschiede in ihrer Gestalt. Einige Zellen enthalten gekerbte Kerne. Chromatinmuster fein, Nukleolen klein, Cytoplasma nicht erkennbar. 53jähriger Mann. Axillärer LK. 1550×

sich im Giemsa-Präparat praktisch nicht an. Irgendwelche (basophile!) Blasten, insbesondere Centroblasten, kommen nicht vor. Die Zahl der Mitosen kann hoch und niedrig sein. Die spärlich eingestreuten Retikulumzellen stellen vorwiegend dendritische und histiocytische Formen dar. Gelegentlich kommen etwas vermehrt Plasmazellen, besonders in der Umgebung kleiner Blutgefäße mit hyalinisierter Wand, vor. Die Darstellung der cytoplasmatischen Immunglobuline mit der PAP-Technik zeigt, daß bei diesen Plasmazellen die leichten Ketten nicht auf einen Typ beschränkt sind („polyklonales" Muster). Über centrocytische Lymphome mit „monoklonalem" Muster s. unter Immunologie (S. 57).

Die Gitterfasern sind meist dick und bilden ein grobalveoläres Netz, das breite solide Tumorzellgruppen umfaßt (Abb. 33). Gelegentlich kommt auch eine bandförmige Sklerosierung oder eine diffuse Faservermehrung vor. Im Faserpräparat ist der Wachstumstyp am besten zu erkennen: Er ist meist diffus, gelegentlich tritt jedoch eine geringe oder deutlich ausgeprägte Nodularität in Erscheinung. (Wir vermeiden hier den Terminus „follikulär", um zum Ausdruck zu bringen, daß nicht alle Bestandteile der Keimzentren vorhanden sind.)

Die Neoplasie scheint innerhalb oder in der Umgebung von (präexistenten) Keimzentren zu beginnen. Jedenfalls sieht man bei frischer Lymphknoteninfiltration oft einen breiten Centrocytenwall um Keimzentrumsreste. Die Centrocyten der Keimzentren sind dabei isomorph mit den Tumorzellen ihrer Umgebung.

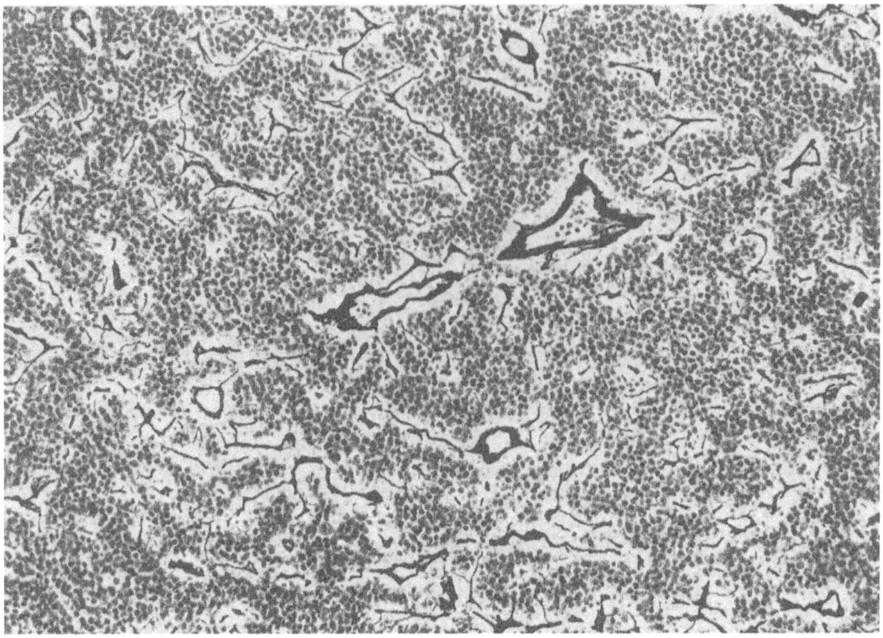

Abb. 33. Centrocytisches Lymphom bei Versilberung. Die Tumorzellen bilden dicht gepackte Komplexe ohne follikuläres Bild. Die Fasern sind dick und spärlich, meist um kleine Gefäße angeordnet. Gleicher LK wie Abb. 32. Gomori. 140×

Es ist möglicherweise zweckmäßig, ein kleinzelliges von einem großzelligen („anaplastischen") centrocytischen Lymphom zu unterscheiden, die Grenze ist jedoch nicht scharf zu ziehen.

Cytologie und Cytochemie. Im Tupfpräparat ist die Unterscheidung von Centrocyten und Lymphoblasten aufgrund der höheren Cytoplasmabasophilie der Lymphoblasten erleichtert. Alle cytochemischen Reaktionen sind negativ oder zeigen geringe uncharakteristische Positivität.

Im Jahre 1977 wurde von NANBA et al. ein ML beschrieben, das durch seine Positivität bei alkalischer Phosphatase-Reaktion auffiel und als ML der Follikelwall-Lymphocyten aufgefaßt wurde.[13] Dieses Lymphom zeigt eine Morphologie, die bei starker Ausprägung der alkalischen Phosphatase-Reaktion meist dem centrocytischen Lymphom am nächsten kommt, jedoch wurden auch andere maligne Lymphome der B-Reihe (B-CLL, LP-Immunocytom, centroblastisch/centrocytisches Lymphom, centroblastisches Lymphom, immunoblastisches Lymphom) als positiv beschrieben.

13 Früher: LENNERT et al. 1961; später: BERARD et al. 1978; POPPEMA et al. 1978; SCHWARZE 1979a, b

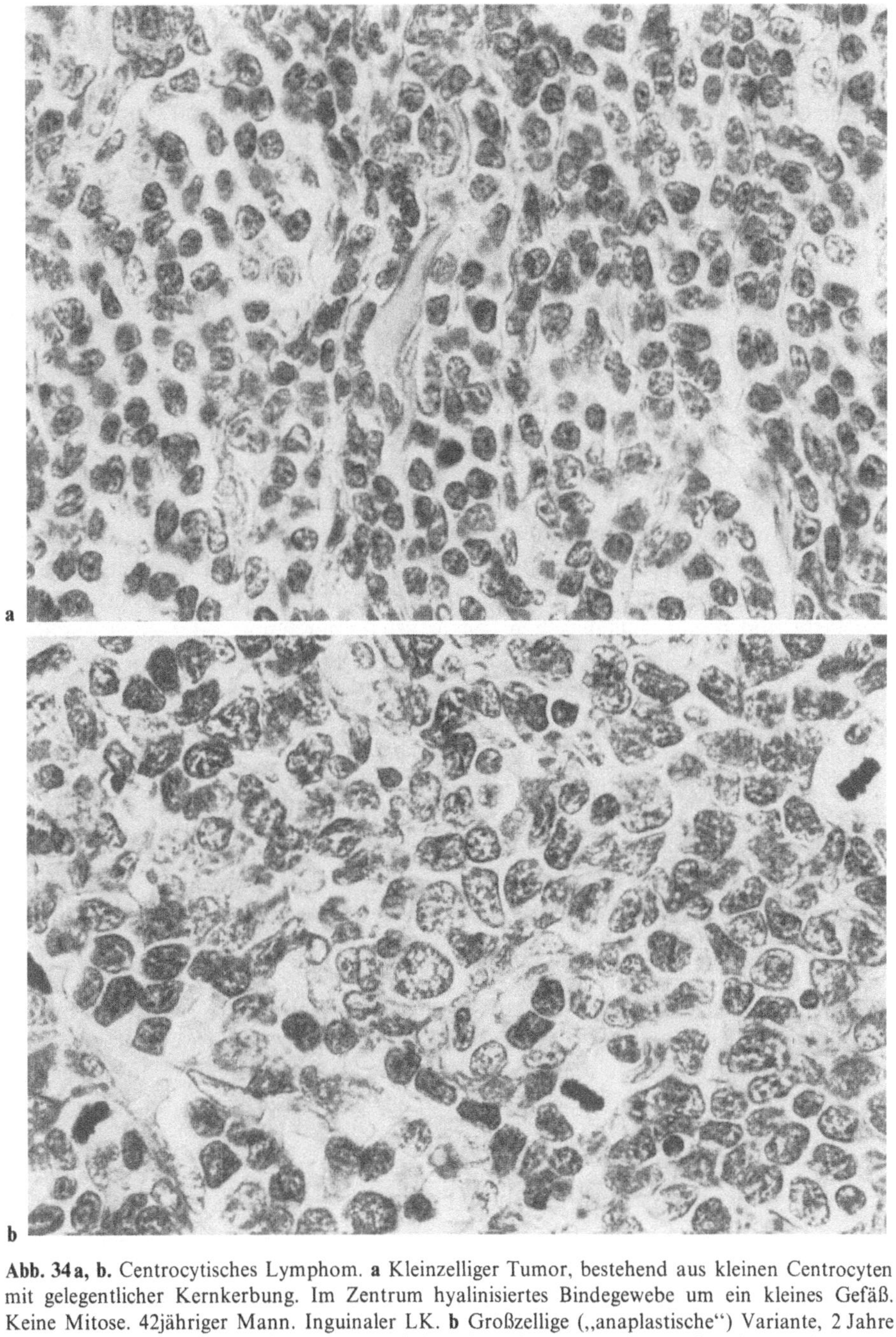

Abb. 34a, b. Centrocytisches Lymphom. **a** Kleinzelliger Tumor, bestehend aus kleinen Centrocyten mit gelegentlicher Kernkerbung. Im Zentrum hyalinisiertes Bindegewebe um ein kleines Gefäß. Keine Mitose. 42jähriger Mann. Inguinaler LK. **b** Großzellige („anaplastische") Variante, 2 Jahre nach Diagnose eines kleinzelligen centrocytischen Lymphoms. Der Tumor ist pleomorpher. Drei Mitosen. Dieses Bild unterscheidet sich nicht von centrocytischen Lymphomen, bei denen primär eine großzellige Variante besteht. 63jähriger Mann. Inguinaler LK. **a, b** PAS. 875×

Diagnose und Differentialdiagnose. Die Diagnose stützt sich auf die Monotonie des Zellbildes und das Fehlen von basophilen Blasten. Ein ähnlich monotones Bild findet man bei dem *lymphoblastischen Lymphom* vom „convoluted-cell type" und beim unklassifizierten lymphoblastischen Lymphom sowie bei den entsprechenden akuten lymphoblastischen Leukämien. Das lymphoblastische Lymphom vom „convoluted-cell type" zeigt mehr rundliche Kerne mit gelegentlichen Vorbuckelungen, die Kerne des centrocytischen Lymphoms sind länglich oder vielgestaltig, kaum einmal rund. Das Cytoplasma des „convoluted-cell type" ist deutlich basophil, aber sehr schmal und daher im Schnitt schwer erkennbar. Das Tupfpräparat hilft für die Differentialdiagnose, insbesondere wegen der hier meist nachweisbaren fokalen sauren Phosphatase-Aktivität. Das Faserbild ist feiner, der Altersgipfel liegt viel früher. Das unklassifizierte lymphoblastische Lymphom („nonconvoluted") besitzt rundliche bis ovale Kerne. Außer der positiven sauren Phosphatase-Reaktion gelten alle differentialdiagnostischen Kriterien, wie sie für den „convoluted-cell type" angegeben wurden.

Auch die *Monocytenleukämie* kann ihrer polymorphen Kerne wegen mit dem centrocytischen Lymphom verwechselt werden. Davor schützt aber die Beachtung folgender Kriterien: Die Kerne sind gelegentlich bohnenförmig, tief eingekerbt oder gelappt und enthalten einen größeren Nukleolus als die Centrocytenkerne. Das Cytoplasma ist im Giemsa-Präparat kräftig grau bis graurötlich angefärbt und breiter. Dazwischen liegen fast immer einige oder auch reichlich Chloracetatesterase-positive Myelocyten und Promyelocyten. Die Gitterfasern und Kapillaren sind stark vermehrt. Im Tupfpräparat sind die Monocyten diffus positiv bei neutraler oder saurer unspezifischer Esterase-Reaktion.

Die Grenze zum *centroblastisch/centrocytischen Lymphom* ist nicht scharf. Es gibt Fälle, bei denen eine Biopsie ein follikuläres Lymphom mit Centrocyten *und* Centroblasten aufweist, während an anderer Stelle ein diffuses reinzelliges centrocytisches Lymphom vorliegt. Das gleiche kann in einem Lymphknoten nebeneinander bestehen. Solche Fälle mit centroblastisch/centrocytischer und centrocytischer Komponente reihen wir unter die centrocytischen Lymphome ein.

Weiterentwicklung in ein Lymphom von höherem Malignitätsgrad. Gelegentlich zeigen spätere Biopsien von centrocytischem Lymphom größere Zellen mit stärkerer Kernpolymorphie und reichlich Mitosen (Abb. 34). Wir halten dies für ein Zeichen fortgeschrittener Anaplasie und wohl als prognostisch ungünstige Entwicklung.

Nur einmal entstand aus einem centrocytischen Lymphom ein B-immunoblastisches Lymphom mit PAS-positiven Einschlüssen, niemals beobachteten wir ein centroblastisches Lymphom.

Prognose. Das centrocytische Lymphom hat eine deutlich schlechtere Prognose als B-CLL, LP-Immunocytom und centroblastisch/centrocytisches Lymphom (König et al. 1979a, b) (s. Abb. 4 u. 5). Die mittlere („median") Überlebenszeit von 45 Patienten der Kieler Lymphomgruppe betrug 48 Monate (Brittinger et al. 1976).

E. Malignes centroblastisch/centrocytisches Lymphom

Ältere Synonyma und verwandte Begriffe:

Morbus Brill-Symmers
Noduläre Lymphome
Follikuläres Lymphom
Germinoblastom

Definition. Das centroblastisch/centrocytische Lymphom ist das neoplastische Äquivalent der Keimzentren, also ein B-Zellenlymphom. Es besteht aus allen Bestandteilen normaler Keimzentren, nämlich Centroblasten und Centrocyten sowie dendritischen und histiocytischen Retikulumzellen, wobei die Centrocyten stets überwiegen. Die Tumorzellen können follikulär, follikulär und diffus und (selten) diffus wachsen. Zwischen den neoplastischen Follikeln sind mehr oder weniger reichlich T-Regionen mit T-Lymphocyten und epitheloiden Venolen nachweisbar. Auch bei diffusem Wachstum sind die T-Lymphocyten zwischen den Keimzentrumszellen erkennbar. Bei etwa einem Drittel der Lymphome tritt eine Sklerosierung hinzu.

Immunologie. Die neoplastischen Zellen (Centroblasten und Centrocyten) tragen mäßig reichlich Membran-Ig und besitzen C3b- *und* C3d-Receptoren (STEIN et al. 1978). In mehr als der Hälfte der Fälle enthalten Tumorzellen cytoplasmatisches Ig von nur einem Leichtkettentyp („monoklonales" Muster), meist IgM/κ.[14] Der Prozentsatz der Mäuseerythrocyten-bindenden Zellen ist niedriger als bei B-CLL (~30%). Der Anteil an T-Lymphocyten ist relativ hoch (~22%).

Vorkommen. Das centroblastisch/centrocytische Lymphom macht in unserem Untersuchungsgut etwa ein Viertel aller Non-Hodgkin-Lymphome aus. In den Vereinigten Staaten sind es mehr als die Hälfte, in Milano/Italien nur etwa 13% der Non-Hodgkin-Lymphome.

Das centroblastisch/centrocytische Lymphom ist am häufigsten im 6. Dezennium. Unser jüngster Patient war 20 Jahre, unser ältester 88 Jahre alt. Das centroblastisch/centrocytische Lymphom ist das einzige ML, das ein leichtes Überwiegen des weiblichen Geschlechts zeigt (♂:♀ ~ 1:1,18; s. Abb. 2).

Extranodale Manifestationen (außer Knochenmark, Milz und Leber). Unter 167 extranodalen Biopsien unseres Untersuchungsgutes fanden wir folgende Häufigkeitsverteilung der verschiedenen Lokalisationen:

Waldeyerscher Rachenring (37%)
Haut und Unterhaut (17%)
Magendarmtrakt (16%)
Speicheldrüsen (9%)
Mamma (6%)
Schilddrüse (5%)
Auge (4%)
Lunge (2%)
Verschiedene Organe (insgesamt 4%)

14 C.S. PAPADIMITRIOU, persönliche Mitteilung 1979

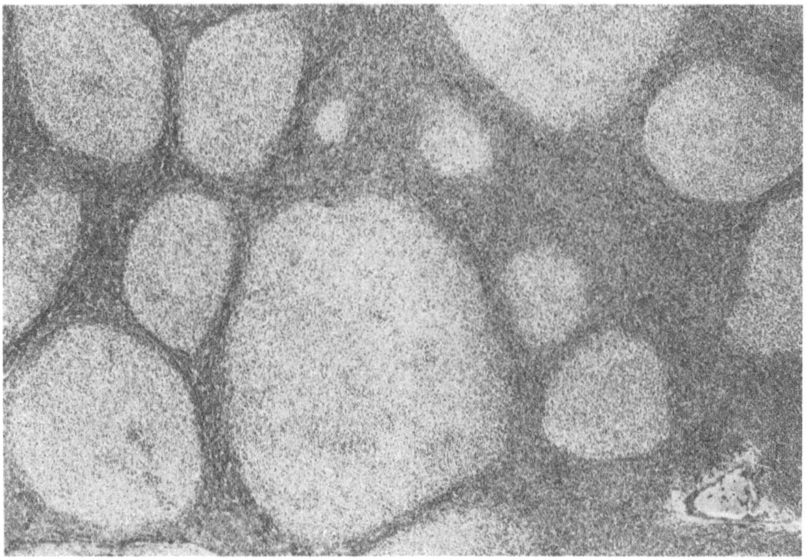

Abb. 35. Follikuläres centroblastisch/centrocytisches Lymphom. 51jährige Frau. Axillärer LK. Giemsa. 31 ×

Die häufigste primär extranodale Lokalisation war in unserem Untersuchungsgut die *Milz* (BARTELS 1980), davon befanden sich 70% der Lymphome im Stadium I, d.h. sie waren auf die Milz beschränkt. Durch Splenektomie konnte ein Teil der Patienten geheilt werden, ein Teil jedoch rezidivierte später.

Klinik.[15] Die Erkrankung beginnt schleichend und ist oft schon weit fortgeschritten, wenn der Patient zum Arzt kommt: Bei Zweidrittel der Patienten wird das Lymphom in Stadium III oder IV diagnostiziert. B-Symptome werden auch dann nur von 17% der Patienten angegeben. Am häufigsten sind zervikale und inguinale Lymphknoten befallen. Auch ganz ungewöhnliche Lymphknotenlokalisationen (z.B. epitrochleär) können betroffen sein. Ausgespart werden häufig die mediastinalen Lymphknoten, sie scheinen primär nicht befallen zu werden (BARTELS 1980). Die Blutproteine sind über lange Zeit unverändert, selten [etwa 1% (BARTELS 1980)] tritt eine Paraproteinämie (meist IgM) auf. Im Blutbild kommen >4000 „Lymphocyten"/μl bei etwa einem Drittel der Patienten irgendwann im Krankheitsverlauf vor. Diese können ausnahmsweise bis 100000/μl ansteigen. Sie enthalten mehr oder weniger reichlich Centrocyten mit gekerbten Kernen.

15 JONES et al. 1973; SPIRO et al. 1975; BRITTINGER et al. 1976; BARTELS et al. 1979; KÖNIG et al. 1979a, b

Abb. 36a–c. Centroblastisch/centrocytisches Lymphom, follikulär und diffus. **a** Links diffuses, rechts follikuläres Wachstum. **b** Follikulärer Bereich. **c** Diffuser Bereich. Keine cytologische Differenz zwischen follikulärem und diffusem Bereich! 57jährige Frau. Inguinaler LK. Giemsa. **a** 31 ×, **b**, **c** 1000 ×

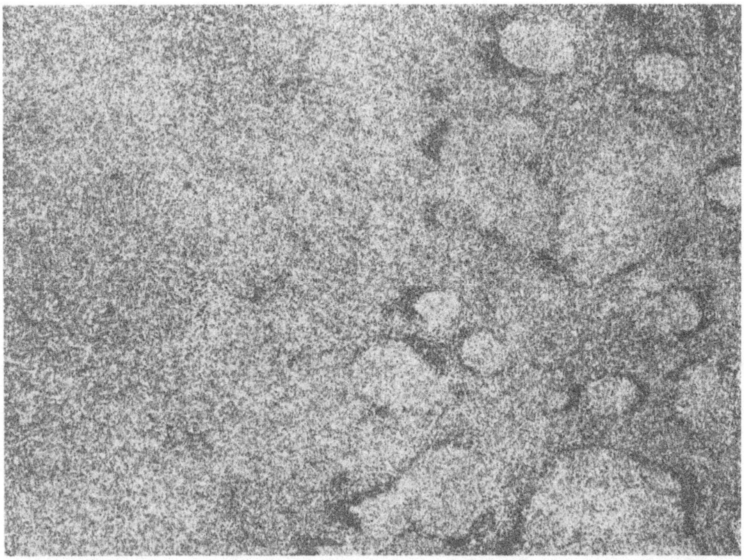
a

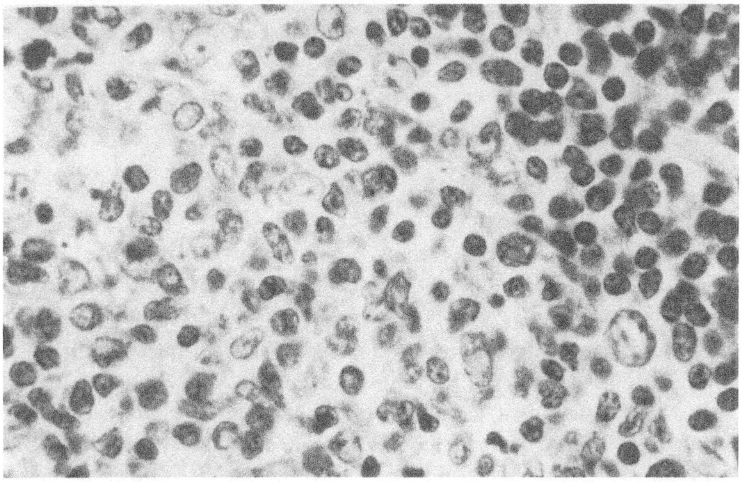
b

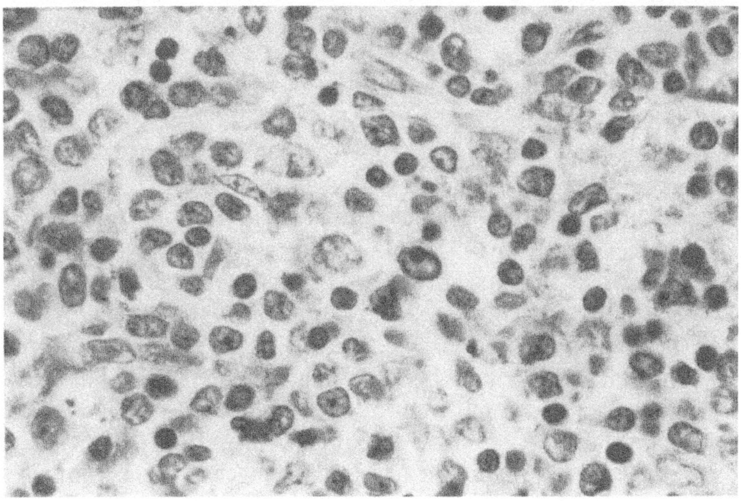
c

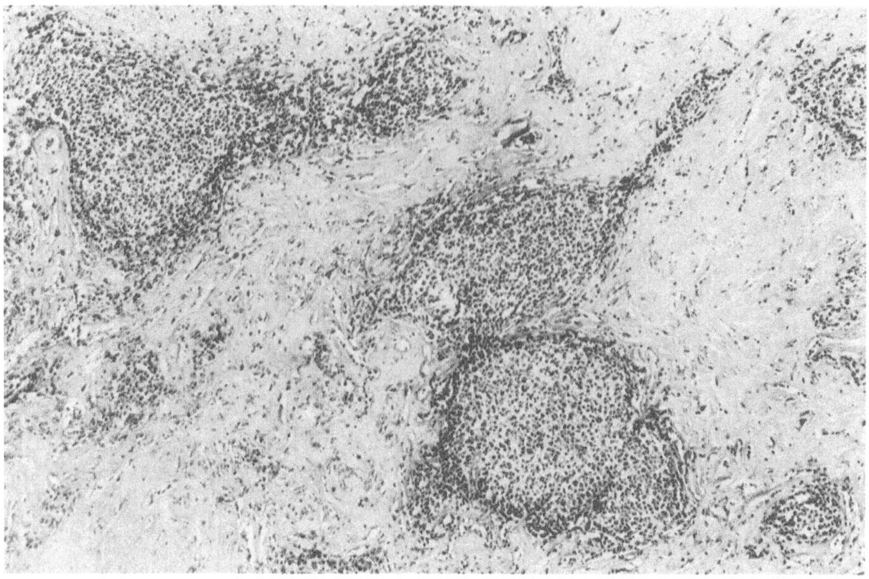

Abb. 37. Centroblastisch/centrocytisches Lymphom, follikulär, mit Sklerose. Die sklerotischen Bereiche sind hyalinisiert. 69jährige Frau. Inguinaler LK. HE. 96×

Histologie. Je nach dem Wachstumstyp können wir follikuläre, follikulär und diffuse und diffuse centroblastisch/centrocytische Lymphome unterscheiden. Die rein follikuläre Variante (Abb. 35) ist am häufigsten (50–70%), es folgt die follikulär und diffuse Variante (Abb. 36) mit 25–40% und schließlich die seltene diffuse Variante (5–10%). Außer dem Wachstumstyp geben wir in jedem Falle an, ob eine Sklerosierung (Abb. 37) besteht oder nicht. Diese ist am seltensten bei der rein follikulären Variante (~17%), am häufigsten bei der diffusen Variante (100%), während die follikulär und diffuse Variante dazwischen liegt (~67%). Dies heißt, daß diffuses Wachstum und Sklerosierungstendenz oft Hand in Hand gehen.

Das rein follikuläre centroblastisch/centrocytische Lymphom zeigt eine Neubildung von Keimzentren in Rinde und Mark. Dadurch erscheint die Lymphknotenstruktur zerstört. Zwischen den neoplastischen Keimzentren sind jedoch mehr oder weniger reichlich T-Regionen mit kleinen Lymphocyten, epitheloiden Venolen und reichlich Gitterfasern nachweisbar. Die Keimzentren sind faserarm, oft fast faserfrei.

Die neoplastischen Keimzentren bestehen ganz vorwiegend aus kleinen oder mittelgroßen Centrocyten, enthalten jedoch auch Centroblasten, sowie dendritische und histiocytische Retikulumzellen (Abb. 38 u. 39). Die Centroblasten sind mittelgroß bis groß und besitzen ein schmales basophiles Cytoplasma, rundliche bis ovale Kerne mit multiplen, mittelgroßen, oft membranständigen Nukleolen. Sie sind unter Umständen nur in einem Teil der Keimzentren und auch dann eventuell nur in sehr kleiner Zahl nachweisbar. Gelegentlich sieht man

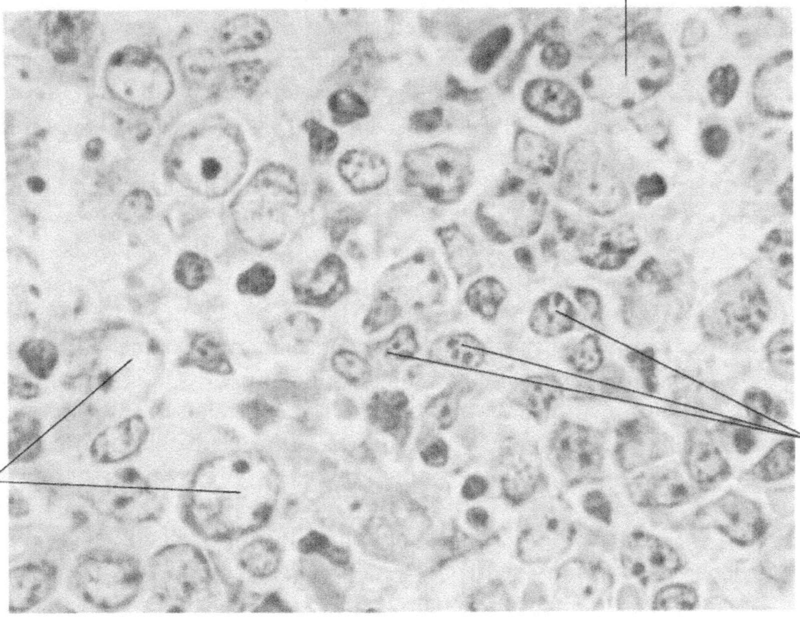

Abb. 38. Centroblastisch/centrocytisches Lymphom bei Giemsa-Färbung. Centrocyten (*cc*) und relativ zahlreiche Centroblasten (*cb*). 71jährige Frau. Zervikaler LK. 1550×

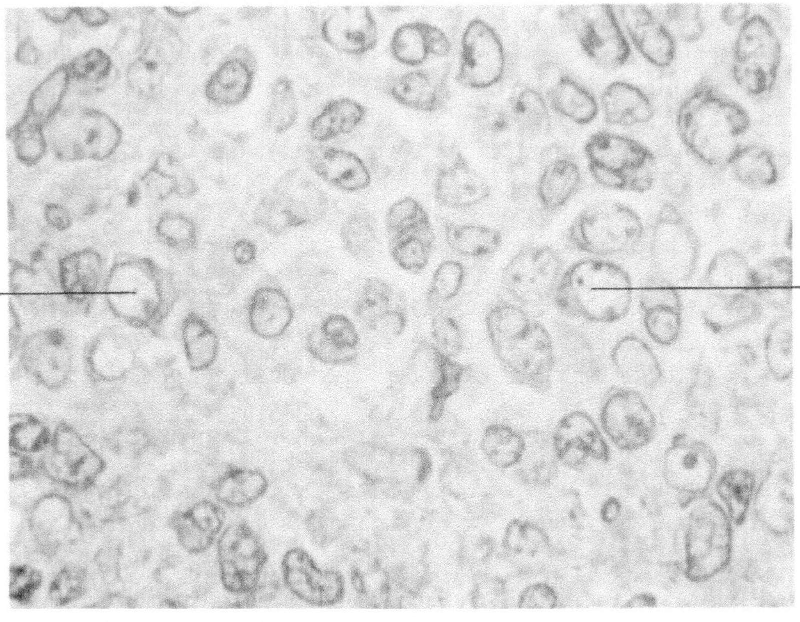

Abb. 39. Ein anderer Fall von centroblastisch/centrocytischem Lymphom bei Giemsa-Färbung. Nur wenige Centroblasten (*cb*) und zahlreiche, relativ große und pleomorphe Centrocyten. 26jährige Frau. 1550×

in den Keimzentren auch Immunoblasten. Von den reaktiven Keimzentren unterscheiden sich die neoplastischen Keimzentren u.a. durch die gleichmäßige, dichte Anordnung der Zellen und das Fehlen von Sternhimmelzellen (s.u.). Neoplastische Keimzentren enthalten auch fast nie Eiweißpräzipitate. Selten sieht man Epitheloidzellgranulome, ohne daß eine Tuberkulose oder Sarkoidose nachweisbar ist (Kim u. Dorfman 1974). Sehr selten sind kleinherdige Epitheloidzellreaktionen.

In den neoplastischen Keimzentren wie auch im interfollikulären Gewebe kommt es gelegentlich zu einer Ablagerung PAS-positiver Substanzen in centrocytenartigen oder plasmazellartigen Zellen. Die PAS-positiven Substanzen sind oft globulär und können zu einer siegelringzellartigen Verformung der Zelle führen [„Siegelringzell-Lymphom“ (Kim et al. 1978a)]. Sie stellen in der Regel retiniertes IgM dar (bei Ladewig-Färbung blau, bei Goldner-Färbung grün).

Eine diagnostisch wichtige, wenn auch nicht häufige Veränderung des centroblastisch/centrocytischen Lymphoms stellt die Totalnekrose von tumorinfiltrierten Lymphknoten dar. Sie wird fast nur beim centroblastisch/centrocytischen Lymphom gefunden. Die Lymphomdiagnose läßt sich am besten im Faserpräparat stellen.

Wenn das rein follikuläre Lymphom diffuse Wachstumszüge annimmt, erscheinen die neoplastischen Keimzentren aufgesplittert und von reichlich Gitterfasern sowie Lymphocyten durchsetzt. Die diffusen Bezirke bestehen dann vorwiegend aus einem Gemisch von Centrocyten, Lymphocyten und einigen Centroblasten. Dies muß von der Entwicklung eines diffusen centro*blastischen* Lymphoms aus einem centroblastisch/centrocytischen Lymphom scharf unterschieden werden.

Die Sklerosierung erfolgt oft nur auf einer Seite des Lymphknotens. Sie scheint nahe der Kapsel, zum Teil auch in der Kapsel zu beginnen und sich zunächst in die äußeren Lymphknotenregionen sowie Lymphknotenumgebung auszudehnen. Man sieht dann hier schließlich breite Faserbündel mit ausgesprochener Hyalinisierungstendenz. Bei Fortschreiten der Sklerosierung können weite Teile des Lymphoms in hyaline Schwielen umgewandelt werden [noduläres sklerotisches Lymphosarkom von Bennett u. Millett (1969)], so daß eine gewisse Ähnlichkeit mit dem nodulär-sklerosierenden Typ des Morbus Hodgkin entsteht.

Wenn wir die verschiedenen Klassifikationen, die mehrere Typen von follikulärem Lymphom unterscheiden, richtig verstehen, so sind dort die folgenden drei morphologischen Varianten des centroblastisch/centrocytischen Lymphoms gemeint:

(1) mit kleinen Centrocyten und wenigen Centroblasten,
(2) mit kleinen Centrocyten und zahlreichen Centroblasten,
(3) mit großen Centrocyten und zahlreichen Centroblasten.

Die Unterscheidung soll gewisse prognostische Aussagen ermöglichen (s. „Working Formulation“ S. 112, Gruppe B, C u. D). Eine Überprüfung dieser Annahme an unserem Untersuchungsgut steht noch aus.

Cytologie und Cytochemie. Ohne größere diagnostische Bedeutung.

Tabelle 4. Differentialdiagnose zwischen centroblastisch/centrocytischem Lymphom und follikulärer lymphatischer Hyperplasie

Histologische Merkmale	Follikuläres centroblastisch/ centrocytisches Lymphom	Follikuläre lymphatische Hyperplasie
Lymphknotenstruktur	zerstört	großenteils erhalten
Sinuskatarrh	–	oft +
Follikel		
im perinodalen Gewebe	oft	sehr selten
zonaler Aufbau	nie	oft
Mitosen	oft nur wenige	oft sehr zahlreich
Eiweißpräzipitate	praktisch nie	häufig
Cytologie der Follikel:		
Centrocyten	zahlreich	weniger zahlreich
Centroblasten	oft spärlich	oft sehr zahlreich
Sternhimmelzellen	keine oder spärlich	oft reichlich
Interfollikuläres Gewebe	monoton, kleinzellig	manchmal polymorph
Cytologie des interfollikulären Gewebes (außer Lymphocyten)		
Plasmazellen	– oder (+)	oft +
Immunoblasten	–	manchmal +
neutrophile Granulocyten	–	gelegentlich +
Eosinophile	gelegentlich (+)	gelegentlich +
Mastzellen	gelegentlich (+)	gelegentlich +

Differentialdiagnose. Die wichtigste und schwierigste Unterscheidung ist die gegenüber der *follikulären lymphatischen Hyperplasie* (z.B. bei rheumatoider Arthritis). Sie gelingt meist durch Anwendung der in Tabelle 4 aufgeführten Kriterien. Nützlich ist vor allem auch ein Vergleich mit den verschiedenen Stadien der Keimzentrumsentwicklung.[16] Phase I der Keimzentrumsentwicklung scheidet aus, sie besteht aus Reinkulturen von Centroblasten und entspräche dem centroblastischen Lymphom. Phase II der Keimzentrumsentwicklung enthält neben reichlich Centroblasten auch etliche Sternhimmelzellen mit „tingiblen" Körperchen. Dieses Bild kommt beim centroblastisch/centrocytischen Lymphom nicht vor, allenfalls (selten) beim Übergang in ein centroblastisches Lymphom. In Phase III der Keimzentrumsentwicklung kann man eine deutliche zonale Schichtung in eine untere zelldichte centroblastenreiche und eine obere zellärmere centrocytenreiche Zone unterscheiden. Diese zonale Schichtung wird beim centroblastisch/centrocytischen Lymphom nie beobachtet, vielmehr sind die neoplastischen Keimzentren gleichmäßig von dichtliegenden Centrocyten, untermischt mit einigen Centroblasten, durchsetzt. Im Stadium IV der Keimzentrumsentwicklung sieht man fast nur noch locker verstreute Centrocyten, dagegen praktisch keine Blasten mehr. Solche zellarmen Keimzentren kommen beim centro-

16 Van Buchem 1962; Müller-Hermelink u. Lennert 1978

blastisch/centrocytischen Lymphom nicht vor, die neoplastischen Keimzentren sind alle von gleichmäßig hoher Zelldichte.

Unter den in der Tabelle 4 aufgeführten Kriterien sind besonders die Beimengung anderer „Entzündungs"-Zellen, insbesondere von großen Rasen gut differenzierter Plasmazellen, sowie die Sinusreaktionen zu nennen. Beide kommen nur bei der follikulären lymphatischen Hyperplasie vor. *Sehr* große Keimzentren mit reichlich Centroblasten und mit Sternhimmelzellen sind typisch für lymphatische Hyperplasie, insbesondere im Kindesalter. Da das centroblastisch/centrocytische Lymphom vor dem 20. Lebensjahr offensichtlich nicht auftritt, ist die Berücksichtigung des Lebensalters ein weiteres fundamentales Kriterium.

Über die Anwendung der PAP-Technik zur Differentialdiagnose liegen noch keine systematischen Untersuchungen vor. Es ist jedoch zu erwarten, daß centroblastisch/centrocytische Lymphome im Cytoplasma in der Regel monoklonale Ig-Muster, follikuläre lymphatische Hyperplasien jedoch polyklonale Ig-Muster aufweisen.

Weiterentwicklung in ein hochgradig malignes Lymphom. Das centroblastisch/centrocytische Lymphom geht häufiger als alle anderen Non-Hodgkin-Lymphome von niedrigem Malignitätsgrad in ein hochgradig malignes Lymphom über: In unserem autoptischen Untersuchungsgut fanden wir diese Umwandlung bei 40% der Fälle, in 60% war noch das centroblastisch/centrocytische Lymphom der Biopsie nachweisbar. Es resultiert ein mittelgroßzelliger oder großzelliger Tumor, der nun nur noch aus *einer* Rasse von Zellen besteht und *diffus* wächst.

Wir haben diese hochmaligne Endphase von centroblastisch/centrocytischen Lymphomen als „sekundäres" centroblastisches Lymphom bezeichnet, bevor wir in der Lage waren, „primäre" centroblastische Lymphome sicher identifizieren zu können. Nachdem dies möglich war, stellten wir fest, daß der überwiegende Teil der sekundären centroblastischen Lymphome tatsächlich dem primären centroblastischen Lymphom (meist von monomorphem Typ) entspricht, daß aber ein Teil der sekundäres centroblastisches Lymphom genannten Lymphome mehr das Aussehen von immunoblastischen Lymphomen oder anaplastischen centrocytischen Lymphomen besitzt. Daran wurde Anstoß genommen (NATHWANI 1979). Wir halten diesen Streit um Worte für bedeutungslos, wenn wir akzeptieren, daß zumindest der größere Teil der hochmalignen Endphasen der centroblastisch/centrocytischen Lymphome von Keimzentrumszellen abzuleiten ist. Viel gravierender ist eine Beobachtung von HABESHAW et al.[17] Sie fanden mehrere centroblastisch/centrocytische Lymphome mit Übergang in ein blastisches Lymphom, das morphologisch ganz einem centroblastischen Lymphom entsprach, während nach den Oberflächenmarkern auf einen hohen T-Zellanteil zu schließen war. Wir brauchen somit mehr immunologische Studien an anaplastischen Endstadien der centroblastisch/centrocytischen Lymphome, um die Begriffe schärfer zu fassen. Inzwischen müssen wir pragmatisch vorgehen:

Wir unterscheiden drei morphologische Varianten der anaplastischen Endstadien des centroblastisch/centrocytischen Lymphoms:

---

17 1979; A.G. STANSFELD, persönliche Mitteilung 1979

(1) bestehend aus Reinkulturen von centroblastenartigen Zellen,
(2) bestehend aus Reinkulturen von immunoblastenartigen Zellen,
(3) bestehend aus Reinkulturen von anaplastischen Centrocyten.

Alle drei Varianten signalisieren einen Umschwung des vorher relativ langsamen in einen raschen Verlauf. Die erste Variante (centroblastenartig) ist am häufigsten. Sie enthält manchmal reichlich Sternhimmelzellen und erinnert dann an ein Burkitt-Lymphom. Es kann leukämisch verlaufen (Spiro et al. 1975). Die zweite Variante (immunoblastenartig) ist gelegentlich reich an Riesenzellen und wurde dann früher als Hodgkin-Sarkom fehlinterpretiert. Die dritte Variante besteht aus einer monotonen Wucherung von mittelgroßen centrocytenartigen Zellen.

Grenzfälle von centroblastisch/centrocytischem und centroblastischem Lymphom. Wir ziehen die Grenze zwischen centroblastisch/centrocytischem Lymphom und centroblastischem Lymphom nicht aufgrund der Centroblastenzahl allein, wie dies von Lukes u. Collins (1974a, b) praktiziert wird, sondern wir diagnostizieren den Übergang in ein centroblastisches Lymphom nur dann, wenn größere Bezirke des Lymphknotens aus Reinkulturen von Centroblasten bestehen (s. auch S. 70).

Prognose. Das centroblastisch/centrocytische Lymphom hat die beste Prognose aller nichtleukämischen Lymphome von niedrigem Malignitätsgrad (s. Abb. 4 u. 5), insbesondere gibt es doch einen beträchtlichen Prozentsatz von Dauerheilungen (bei Stadium I und II). Der Wachstumstyp hat nur einen geringen Einfluß auf die Überlebensdauer, solange noch wenigstens ein Teil des Lymphoms follikulär wächst. Die rein diffuse Variante scheint jedoch eine signifikant schlechtere Prognose zu haben (Meugé et al. 1978). Über die prognostische Bedeutung der Sklerosierung liegen widersprüchliche Daten vor, eine große Rolle dürfte die Sklerose jedoch nicht spielen.

Die Größe der Centrocyten und die Centroblastenzahl haben wohl einen Einfluß auf die Lebenserwartung: Große Centrocyten und reichlich Centroblasten lassen eine etwas schlechtere Prognose erwarten.[18] Endlich ist bei primär extranodalem Sitz und beim weiblichen Geschlecht die Lebenserwartung etwas besser. Beim Umschlag des centroblastisch/centrocytischen Lymphoms in ein centroblastisches Lymphom verschlechert sich die Lebenserwartung erheblich, das sekundäre centroblastische Lymphom hat eine viel schlechtere Prognose als das primäre: Von 50 Patienten überlebten nur 50% 1 Jahr und nur 3% 3 Jahre.[19]

---

18 Rappaport et al. 1956; Jones et al. 1973; van Unnik et al. 1975
19 Bartels 1980

II. Lymphome von hohem Malignitätsgrad

Alle Lymphome von hohem Malignitätsgrad bestehen im wesentlichen aus Blasten, d.h. mittelgroßen bis großen Zellen mit mäßiger bis starker Cytoplasmabasophilie. Sie können primär hochmaligne sein, ein Teil entsteht jedoch sekundär auf dem Boden niedrigmaligner Lymphome.

A. Malignes centroblastisches Lymphom

Definition. Wir bezeichnen als centroblastisches Lymphom jene hochgradig malignen Lymphome, deren Blasten ausschließlich oder zu einem beträchtlichen Teil Centroblasten darstellen. Im ersten Fall werden sie als „reinzellig“ oder „monomorph“, im zweiten Fall als „gemischtzellig“ oder „polymorph“ benannt. In diesem zweiten Fall sind neben Centroblasten vor allem Immunoblasten, oft auch anaplastische Centrocyten mitvorhanden. Die Grenze zum B-immunoblastischen Lymphom ist unscharf (auch LUKES u. COLLINS 1975a, b).

Das centroblastische Lymphom kann primär oder sekundär im Gefolge eines centroblastisch/centrocytischen Lymphoms, selten auch eines LP-Immunocytoms auftreten.

In diesem Kapitel wird nur das primäre centroblastische Lymphom abgehandelt, über das sekundäre centroblastische Lymphom wurde bereits auf S. 70 u. 71 berichtet.

Immunologie. Die Tumorzellen tragen stets Membran-Ig in unterschiedlicher Menge. In einem Teil der centroblastischen Lymphome enthält ein unterschiedlicher Prozentsatz der Tumorzellen cytoplasmatisches Ig. Membran-Ig und cytoplasmatisches Ig enthalten entweder nur κ- oder nur λ-Ketten („monoklonales“ Muster) und sind auch hinsichtlich ihres Schwerkettentyps identisch.

Die Menge und Art der C3-Receptoren schwanken beträchtlich von Fall zu Fall und von Zelle zu Zelle, jedoch überwiegen oft die C3d-Receptoren. Receptoren für Mäuseerythrocyten fehlen oder sind in sehr unterschiedlichem Prozentsatz (0–50%) vorhanden. Der T-Zellengehalt schwankt zwischen 0 und 20%.

Vorkommen. Primäre centroblastische Lymphome machen etwa 5% unseres Untersuchungsgutes aus, sie gehören vorwiegend der polymorphen Variante an. Alle Lebensalter sind betroffen, der Gipfel liegt im 7. Jahrzehnt. Unser jüngster Patient war 6 Jahre, der älteste 97 Jahre alt. Geschlechtsrelation ♂:♀ ~ 1,2:1 (s. Abb. 3).

Extranodale Manifestationen (außer Knochenmark, Milz und Leber). Unter 120 extranodalen Biopsien unseres Untersuchungsgutes fanden wir folgende Häufigkeitsverteilung der verschiedenen Lokalisationen:

Waldeyerscher Rachenring (37%)
Magendarmtrakt (23%)
Haut und Unterhaut (17,5%)
Auge (5%)
Hoden (5%)
Schilddrüse (3%)
Mamma (2,5%)
Verschiedene Organe (insgesamt 7%)

Klinik. SCHMALHORST et al. (1979) haben erstmals die klinischen Unterschiede des centroblastischen Lymphoms und des immunoblastischen Lymphoms herausgestellt. In unserem Rahmen interessiert, daß nur je 6% der Patienten ein leukämisches Blutbild oder eine Paraproteinämie aufwiesen. Nur 28% der Patienten mit centroblastischem Lymphom befanden sich in Stadium IV zur Zeit des Therapiebeginns.

Histologie. Der Wachstumstyp ist meist diffus. In einigen Fällen ist jedoch auch die Lymphknotenschnittfläche übersät von keimzentrumsartigen Strukturen (Abb. 40), die sich bei näherer Betrachtung als Centroblastenproliferate erweisen (in präexistenten Keimzentren gleichzeitig entstanden?).

Cytologisch besteht der monomorphe Typ aus großen rundlichen Centroblasten mit den typischen mittelgroßen, meist randständigen Nukleolen und schmalem basophilem Cytoplasma (Abb. 41). Gelegentlich fanden wir dazwischen dendritische Retikulumzellen (KAISERLING 1977, 1978).

Beim polymorphen Typ fallen oft die beigemischten Immunoblasten mehr in die Augen (Abb. 42): Ihre Kerne sind größer, überwiegend oval und besitzen große, zentral gelegene Nukleolen. Neben Centroblasten werden hierbei oft auch anaplastische Centrocyten in geringer bis mäßiger Zahl gefunden. Sie sind größer und mit noch feinerem Chromatin ausgestattet als die Centrocyten des centroblastisch/centrocytischen Lymphoms.

Mitosen kommen reichlich vor. Der Fasergehalt ist sehr niedrig. Die PAS-Reaktion ergibt gelegentlich PAS-positive globuläre Einschlüsse in den Tumorzellen.

Cytologie und Cytochemie. Ohne größere diagnostische Bedeutung.

Differentialdiagnose. Das centroblastische Lymphom muß einerseits von centroblastenreichen centroblastisch/centrocytischen Lymphomen, andererseits von anderen hochgradig malignen Lymphomen, besonders dem immunoblastischen Lymphom, abgegrenzt werden.

Bei der Grenzziehung gegenüber dem *centroblastisch/centrocytischen Lymphom* gehen wir etwas andere Wege als LUKES u. COLLINS (1974a, b, 1975a, b): Für uns ist nicht der Prozentsatz der Centroblasten entscheidend, sondern wir diagnostizieren ein centroblastisches Lymphom nur, wenn wenigstens in

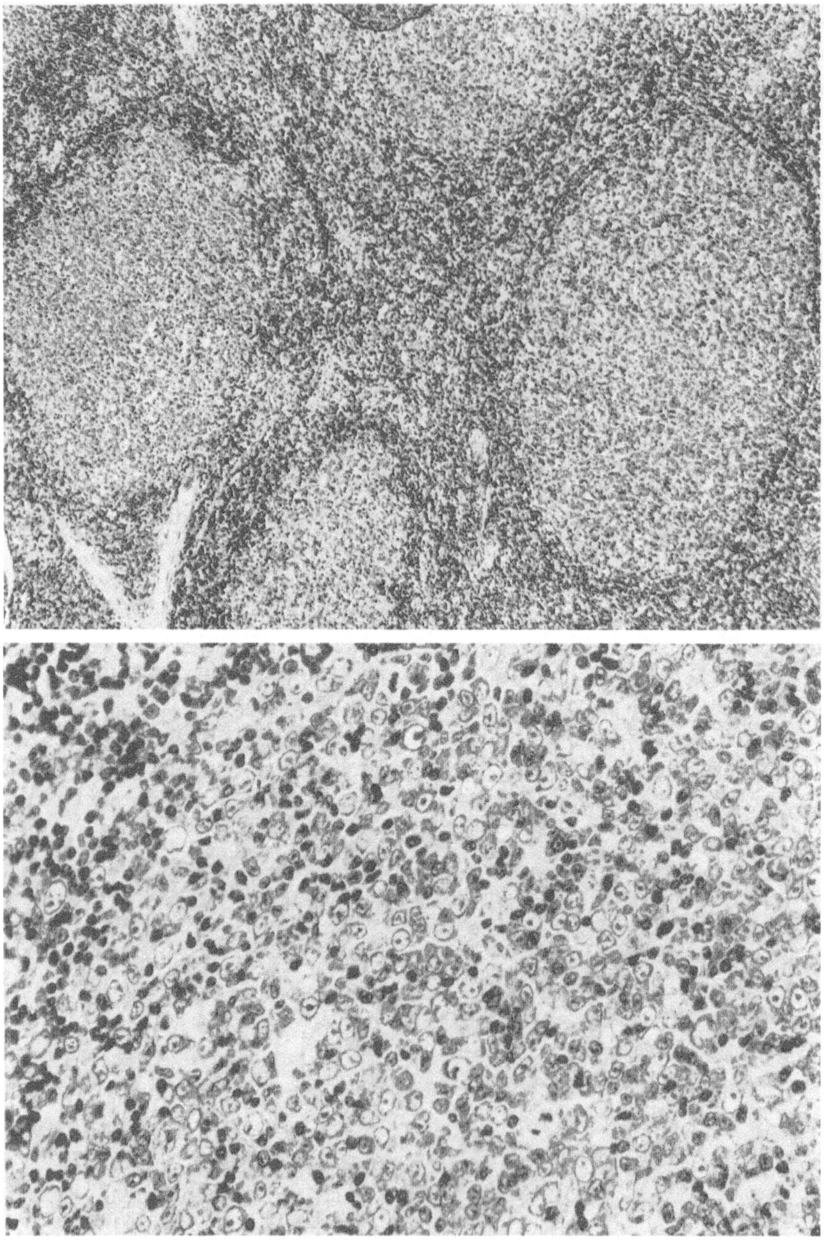

a

b

Abb. 40a, b. Centroblastisches Lymphom mit follikulärem Wachstum. Die Follikel enthalten mehr als 90% Centroblasten und Immunoblasten. 63jährige Frau. Giemsa. **a** 70×, **b** 440×

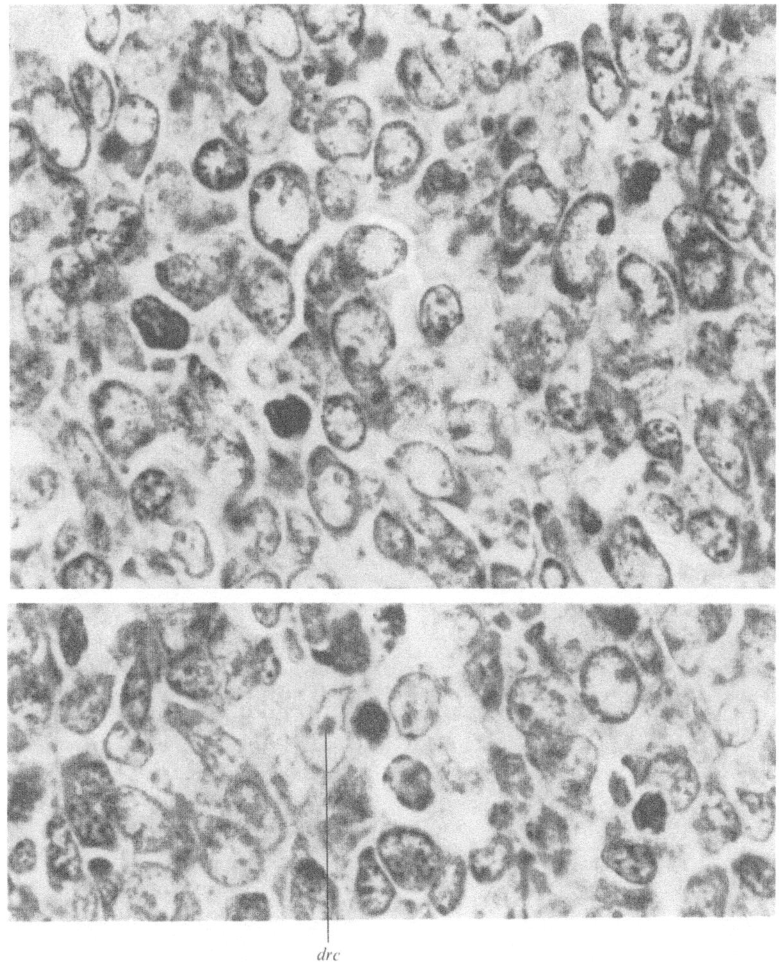

Abb. 41 a, b. Centroblastisches Lymphom, monomorpher Subtyp. Die meisten Zellen stellen mittelgroße bis große Centroblasten dar. Das Wachstum ist diffus. Eine dendritische Retikulumzelle (*drc*) in **b**. 75jährige Frau. Zervikaler LK. Giemsa. 1550×

einem umschriebenen Bereich Rasen von Centroblasten vorhanden sind. LUKES u. COLLINS dagegen rechnen centroblastisch/centrocytische Lymphome mit mehr als 25% Centroblasten zu den centroblastischen Lymphomen („large noncleaved FCC").

Die unscharfe Grenze zum *immunoblastischen Lymphom* ergibt sich bereits aus der Existenz des polymorphen centroblastischen Lymphoms, d.h. aus dem Gemisch von Centroblasten und Immunoblasten. Die Frage stellt sich, ob etwa ein ML mit starkem Überwiegen der Immunoblasten noch zu den centroblastischen Lymphomen oder schon zu den immunoblastischen Lymphomen zu zählen ist. Wir bemühen uns gerade, diese Frage mit exakten Zahlen zu beantworten. Keinesfalls halten wir es für angezeigt, die centroblastischen Lym-

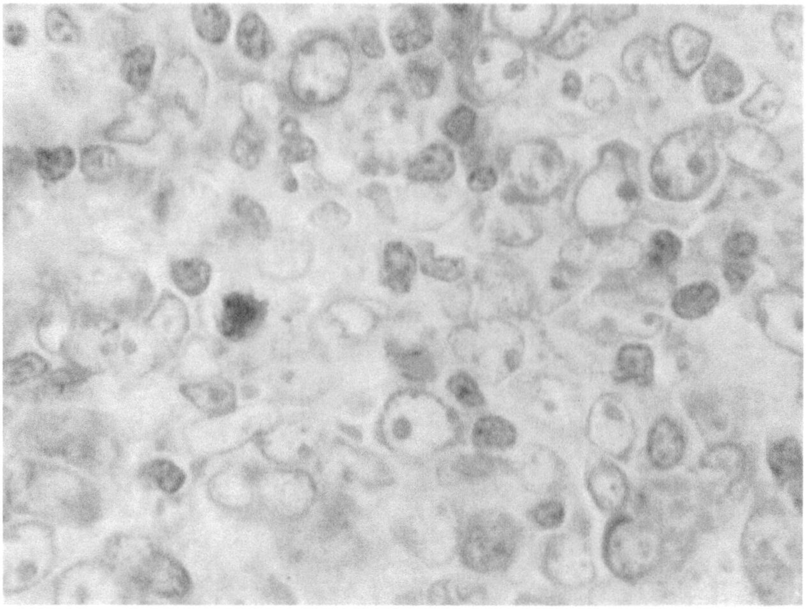

Abb. 42. Centroblastisches Lymphom, polymorpher Subtyp, bei Giemsa-Färbung. Beträchtliche Unterschiede in Größe und Form der Blasten. Man sieht centroblastenartige Zellen (Nukleolen an der Kernmembran, Cytoplasma stark basophil und schmal), immunoblastenartige Zellen mit großen, solitären, zentral gelegenen Nukleolen sowie centrocytenartige Zellen mit kleinen, zentral gelegenen Nukleolen und unsichtbarem Cytoplasma. Zwischen den kleinen und großen Zellen kommen Übergangsformen vor. Frau unbekannten Alters. Inguinaler LK. 1550×

phome mit immunoblastischer Komponente den immunoblastischen Lymphomen zuzuschlagen, weil sie offenbar eine deutlich bessere Prognose haben als die immunoblastischen Lymphome ohne centroblastische Komponente.

Prognose. Die Lebenserwartung des primären centroblastischen Lymphoms ist besser als bei allen übrigen hochmalignen Lymphomen[20] (s. Abb. 5 u. 6; s.a. S. 71).

---

20 Strauchen et al. 1978; Meusers et al. 1979a

B. Maligne lymphoblastische Lymphome

Definition. Wir bezeichnen als lymphoblastische Lymphome alle hochgradig malignen Neubildungen, die im wesentlichen aus mittelgroßen „Blasten" mit schmalem, mehr oder weniger basophilem Cytoplasma bestehen. Die Kerne besitzen ein feines Chromatin und sind meist rundlich, bei einer Variante auch gyriform („convoluted"). Die Neoplasien können rein tumorförmig und/oder als Leukämie (akute lymphoblastische Leukämie = ALL) in Erscheinung treten.

Der Begriff Lymphoblast ist irreführend, weil es sich nicht um Vorläuferzellen der Lymphocyten handelt. Vielmehr werden nach dem herkömmlichen hämatologischen Sprachgebrauch als Lymphoblasten einfach die „Blasten" der akuten lymphatischen Leukämie und der äquivalenten Lymphome benannt, ohne etwas über die Stellung dieser Zellen im lymphatischen System aussagen zu wollen. Isomorphe Zellen können wir im adulten lymphatischen Gewebe nicht identifizieren, im Gegensatz zu den übrigen ML, die sich in der Regel aufgrund ihrer cytologischen Merkmale eindeutig den jeweiligen normalen Zelltypen zuordnen lassen.

Einteilung nach immunologischen, morphologischen und cytochemischen Kriterien

Wir unterscheiden die folgenden drei Hauptgruppen der lymphoblastischen Lymphome einschließlich der ALL:

1. Lymphoblastisches Lymphom vom B-Typ (überwiegend Burkitt-Typ)

Die Tumorzellen tragen reichlich Membran-Ig, sie enthalten jedoch keine nennenswerten Mengen von cytoplasmatischem Ig. Sie bilden keine Rosetten mit Schafserythrocyten und exprimieren kein HTLA.

Die Lymphoblasten dieser Gruppe sind in der Regel stark basophil und oft vakuolisiert. Ihre Kerne sind rundlich und enthalten zwei bis fünf prominente, zentral gelegene Nukleolen. Im Blutausstrich oder Lymphknotentupfpräparat ist die saure Phosphatase-Reaktion nicht *fokal* positiv (allenfalls diffus granulär positiv), die PAS-Reaktion ist negativ. Die Vakuolen lassen sich mit der Sudanrotreaktion großenteils als Fetttropfen identifizieren.

Dieses Lymphom tritt überwiegend als lymphoblastisches Lymphom vom Burkitt-Typ auf, die leukämische Variante ist selten (2–3% der ALL). Mediastinaltumoren kommen nur sehr selten vor.

2. Lymphoblastisches Lymphom vom T-Typ (überwiegend „convoluted-cell type")

Die Tumorzellen lassen weder Membran-Ig noch cytoplasmatisches Ig nachweisen, dagegen sind sie HTLA-positiv und bilden (in wechselndem Prozentsatz) Rosetten mit Schafserythrocyten. Mehr als 80% der Fälle weist zusätzlich Receptoren für C3b und C3d auf. In einigen Fällen tragen die Tumorzellen nur C3-Receptoren oder nur Schafserythrocytenreceptoren (STEIN et al. 1976). Weitere immunologische Charakteristika s.u. (S.83f).

Das Cytoplasma der T-Lymphoblasten ist schmaler und nur mäßig basophil, der Kern zeigt in den meisten Fällen eine gyriforme Oberfläche („convoluted") und besitzt nur sehr kleine unauffällige Nukleolen bei im übrigen sehr feinem Chromatin. Gyriforme Kerne kommen nach LUKES u. COLLINS (1974a, b, 1975a, b) meist nur in einem kleinen Prozentsatz der Zellen vor. Man muß also nach ihnen suchen. Wir haben gyriforme Kerne nur in etwa 10% der Lymphome dieses Typs vermißt.

Cytochemisch findet sich bei mindestens 90% der Fälle eine *fokal* positive saure Phosphatase-Reaktion (Golgi-Typ). Die saure Esterase-Reaktion ist bei der von uns angewandten Technik (keine Fixation!) fast immer negativ (nur positiv beim sogenannten peripheren Typ, s.u.), aber auch bei der von THIEL et al. (1978) angewandten Methode (Fixation in Formalindampf) ist die saure Esterase-Reaktion bei der großen Mehrzahl der T-lymphoblastischen Lymphome wesentlich schwächer als die saure Phosphatase-Reaktion und auch schwächer als beim peripheren Typ. Wahrscheinlich kann die β-Glukuronidase-Reaktion weitgehend mit der sauren Phosphatase-Reaktion gleichgesetzt werden. Die PAS-Reaktion ist im Ausstrich oft grobgranulär positiv (Glykogen). Gelegentlich läßt sich im Schnitt eine fokale PAS-Positivität an etwa gleicher Stelle wie die saure Phosphatase-Aktivität nachweisen (Glykoproteide).

Dieses Lymphom bildet meist (~80%) einen Mediastinaltumor und wird in etwa 80% der Fälle irgendwann während des Krankheitsablaufs leukämisch. Etwa 30% der ALL sind vom T-Typ.

3. Unklassifiziertes lymphoblastisches Lymphom (vorwiegend „common ALL")

In dieser Gruppe fassen wir alle jene lymphoblastischen Lymphome zusammen, deren Zellen

(1) keine B- oder T-Marker tragen,

(2) weder morphologisch noch cytochemisch als B- oder T-Zellabkömmlinge erkennbar sind und für die keine immunologischen Daten zur Verfügung stehen.

Die zweite Gruppe wäre also durch immunologische Untersuchungen unter Umständen noch unter die B- oder T-Zell-Lymphome einzuordnen. Wir sprechen im folgenden jedoch nur über die erste Gruppe, die sich mit den gängigen B- und T-Zellmarkern nicht charakterisieren läßt. Die Zellen dieses Lymphoms tragen allerdings das „common ALL antigen" (GREAVES et al. 1975), das die Tumorzellen wahrscheinlich als Stammzellen und ihre unmittelbaren Abkömmlinge, z.B. Prä-B-Zellen (BROUET et al. 1979), ausweist. Die Prä-B-Zellen enthalten mäßige Mengen von cytoplasmatischem Ig (nur μ-Ketten!), jedoch im Gegensatz zu den reifen B-Lymphocyten kein Membran-Ig.

Die Lymphoblasten dieser Gruppe sind den Zellen der T-lymphoblastischen Lymphome sehr ähnlich, sie besitzen jedoch rundlich-ovale Kerne. Ihr Cytoplasma ist ebenfalls nur mäßig basophil. Kapsel und Trabekel sind oft stark infiltriert und scharf von Sinus und lymphatischem Gewebe abgesetzt.

Cytochemisch ist im Blutausstrich und Tupfpräparat oft eine granuläre PAS-Positivität auszumachen, die jedoch diagnostisch ohne größere Bedeutung ist. Die Enzymreaktionen sind praktisch negativ.

Dieses Lymphom tritt in der Regel als ALL (meist „common ALL") auf und wurde bis vor kurzem als Non-B/Non-T-ALL benannt. Seit den Untersuchungen von Vogler et al. (1978) weiß man jedoch, daß ein Teil der Fälle [etwa ein Fünftel nach Brouet et al. (1979)] als Prä-B-Zell-Leukämien aufzufassen ist.

Weitere Einzelheiten zu den drei lymphoblastischen Lymphomen

Zu 1: B-lymphoblastisches Lymphom (vorwiegend Burkitt-Typ)

Die stark basophilen lymphoblastischen Lymphome begegnen uns vorwiegend unter dem Bild des Burkitt-Typs, d.h. mit dem hierfür charakteristischen Sternhimmelbild. Die übrigen B-lymphoblastischen Lymphome sind selten und entstehen unter anderem im Magendarmkanal. Eine umfassende Darstellung ist heute bei der geringen Zahl der Fälle noch nicht möglich. Wir beschränken uns daher auf die Besprechung des Burkitt-Typs.

Das lymphoblastische Lymphom vom Burkitt-Typ

Das ML vom Burkitt-Typ kommt endemisch in Afrika (und Neuguinea) sowie sporadisch praktisch überall vor. Die Histologie, sowie die Cytochemie und immunologischen Eigenschaften der Tumorzellen sind jeweils identisch, es bestehen jedoch gewisse Differenzen in Vorkommen, klinischem Bild, Verlauf und Infektion mit Epstein-Barr-Viren (EBV).

Immunologie. Die Tumorzellen sind Membran-Ig-positiv, enthalten jedoch keine nennenswerten intracytoplasmatischen Ig-Mengen. Im Gegensatz zum centroblastischen Lymphom tragen die Tumorzellen in der Zellsuspension keine C3-Receptoren und auch keine Receptoren für Mäuseerythrocyten. Der T-Lymphocytengehalt ist stets niedrig (unter 6%).

Ableitung der Tumorzellen. Es liegt zweifellos eine B-Zellneoplasie vor. Ob sich die Tumorzellen aber tatsächlich von Keimzentrumszellen („small noncleaved FCC") ableiten – wie LUKES u. COLLINS (1975a, b) sowie MANN et al. (1979) annehmen –, ist noch nicht endgültig bewiesen. Jedenfalls unterscheiden sich die Burkitt-Tumorzellen von den Centroblasten unserer Definition durch ihre zentral gelegenen Nukleolen und das Fehlen von C3-Receptoren. Von einem centroblastischen Lymphom schlechthin können wir also nicht sprechen.

Vorkommen. Das ML vom Burkitt-Typ kommt in den endemischen Bereichen Afrikas bei 1–12/100000 Kinder/Jahr vor. Außerhalb Afrikas ist die Häufigkeit zur Zeit nicht exakt anzugeben. In unserem Untersuchungsgut macht das ML vom Burkitt-Typ etwa 2% der Non-Hodgkin-Lymphome aus, das entspräche etwa 0,1–0,2/100000 Kinder/Jahr.

Der Altersgipfel liegt in Afrika etwas früher (Gipfel zwischen dem 3. und 6. Lebensjahr) als in USA. In unserem Untersuchungsgut kommen ebenso wie in den amerikanischen Studien[21] etliche Erwachsene vor, während dies in Afrika praktisch nicht der Fall ist. Geschlechtsverteilung in unserem Untersuchungsgut: ♂:♀ ~ 1,8:1 (s. Abb. 3).

Extranodale Manifestationen (außer Knochenmark, Milz und Leber). Unter 69 extranodalen Biopsien unseres Untersuchungsgutes fanden wir folgende Häufigkeitsverteilung der verschiedenen Lokalisationen:

---

21 ARSENEAU et al. 1975; BANKS et al. 1975

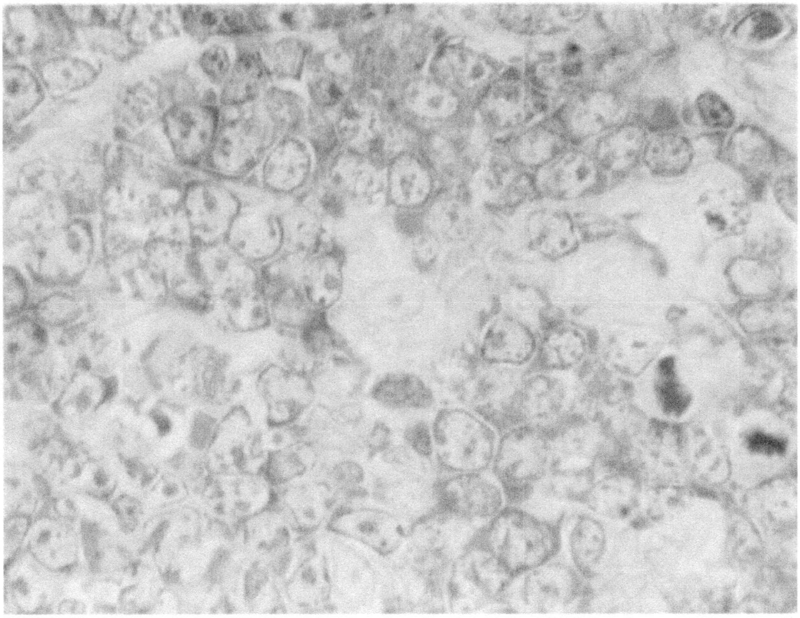

Abb. 43. Echter Burkitt-Tumor aus Westdeutschland bei Giemsa-Färbung. Beachte die basophilen, „kohäsiven", relativ großen Tumorzellen. Zwei Mitosen. Die meisten Nukleolen liegen zentral. Im Zentrum ein großer Histiocyt (Sternhimmelzelle). Der Histiocyt zeigt einen schwach gefärbten Kern mit einem mittelgroßen, gering basophilen Nukleolus sowie ein breites, helles Cytoplasma. 6jähriges Mädchen. Zervikaler LK. 1550 ×

Waldeyerscher Rachenring (35%)
Magendarmtrakt (35%)
Haut und Unterhaut (14%)
Mamma (3%)
Verschiedene Organe (insgesamt 13%)

Klinik. In Afrika manifestiert sich der Tumor am häufigsten primär im Bereich der Kieferknochen. In den Vereinigten Staaten zeigen nur ein Drittel der Patienten diesen Befall, statt dessen beginnt das Lymphom meist mit einer Tumorbildung im Abdomen (Ileocoecalregion, abdominale Lymphknoten, Retroperitoneum, Ovarien).[22]

EBV-Infektion. Bei etwa 95% (ZUR HAUSEN 1979) der afrikanischen Burkitt-Lymphome lassen sich EBV-DNA und EBNA in den Tumorzellen und EBV-Antikörper im Blutserum nachweisen. Außerhalb Afrikas liegt die EBV-Positivität nur bei etwa 25% (ZUR HAUSEN 1979).

Histologie. Die basophilen Tumorzellen werden als „kohäsiv" bezeichnet, sie liegen also dicht zusammen (Abb. 43). Dazwischen findet man in der Regel reichlich sogenannte Sternhimmelzellen, d.h. große Histiocyten, die reichlich Tumorzellen, auch intakte und selbst in Mitose befindliche Tumorzellen phagocytieren (Abb. 44). Die Mitosezahl ist hoch. Gitterfasern sind sehr spärlich vorhanden. Weiteres einschließlich Cytochemie s.S. 77.

22 ARSENEAU et al. 1975; BANKS et al. 1975; LEVINE et al. 1975

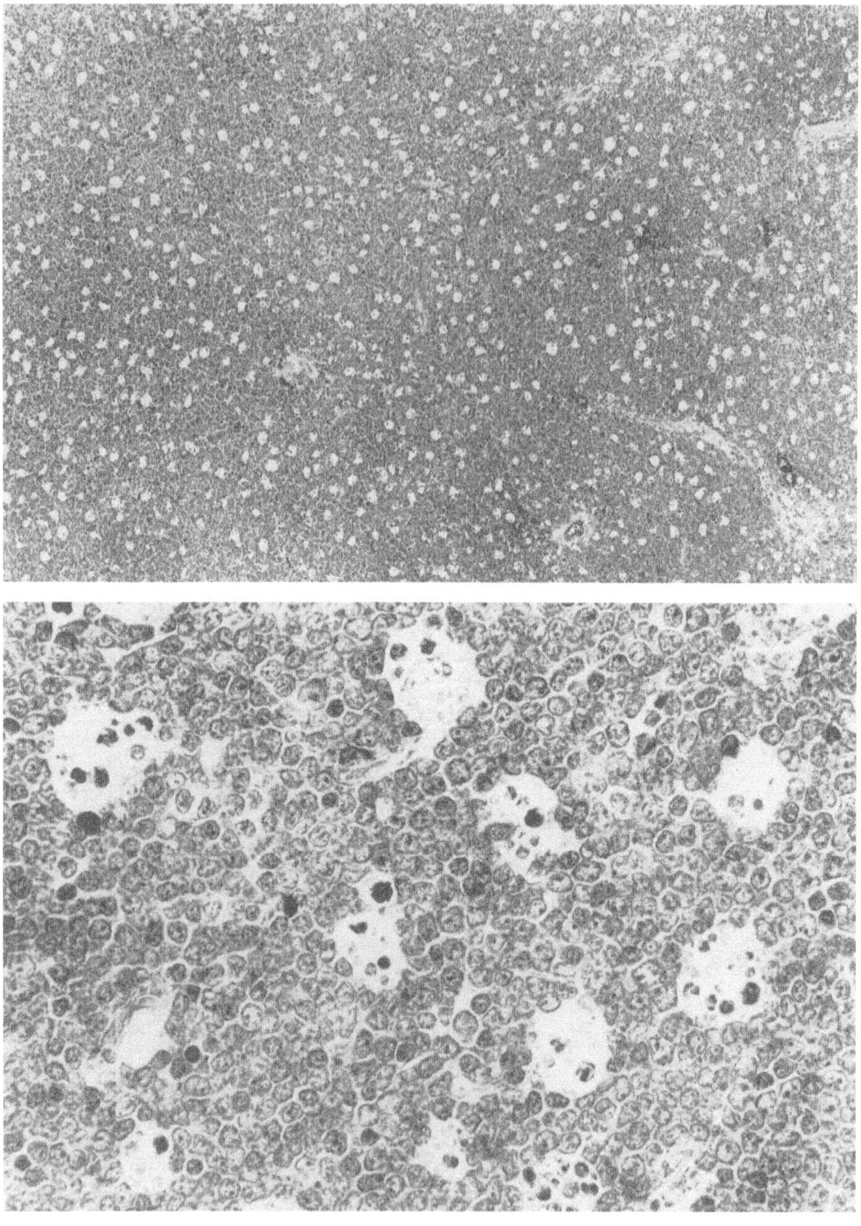

a

b

Abb. 44a, b. Lymphoblastisches Lymphom vom Burkitt-Typ. Ausgeprägtes Sternhimmelbild. Tumorzellen relativ klein. Die Sternhimmelzellen enthalten zahlreiche untergehende Tumorzellen. 7jähriger Knabe. Der Patient hatte hohe EBV-Antikörpertiter. Axillärer LK. Giemsa. **a** 56×, **b** 560×

Prognose. Das lymphoblastische Lymphom vom Burkitt-Typ läßt sich außerhalb Afrikas meist nur kurzfristig in Remission bringen und ist dann praktisch therapieresistent. Es kann aber auch zu langdauernden Remissionen kommen, deren Rezidive durch erneute Chemotherapie oft zu heilen sind. Diese zweite Möglichkeit beobachtet man in Afrika häufig, in Europa und den Vereinigten Staaten jedoch viel seltener.

Zu 2: T-lymphoblastisches Lymphom (vorwiegend „convoluted-cell type")

Alle Angaben über die Korrelation der Morphologie („convoluted" versus „nonconvoluted" Kerne) zur fokalen sauren Phosphatase-Positivität und zu den immunologischen T-Zellmarkern leiden an dem Mangel einer genügend großen Zahl von Fällen, die simultan auf Kernmorphologie, saure Phosphatase-Aktivität und T-Zelleigenschaften untersucht wurden. Wir wissen zwar, daß die fokale saure Phosphatase-Aktivität ein recht zuverlässiges Kriterium für T-ALL und damit für unreife T-Zellneoplasien (CATOVSKY 1975) ist, wir wissen jedoch nicht, wie häufig falsch negative Befunde vorkommen (falsch positive Befunde sind durch Berücksichtigung der Zellmorphologie auszuschließen!). Wenn wir von unseren karyologischen Befunden ausgehen, und „convolutions" zur fokalen sauren Phosphatase-Positivität korrelieren, finden wir unter den Fällen mit „convolutions" etwa 10% saure Phosphatase-negative Fälle und unter den Fällen ohne „convolutions" etwa 10% saure Phosphatase-positive Fälle (SCHWARZE 1979b). Da in vielen von diesen Fällen keine immunologischen Untersuchungen vorliegen, können wir zunächst nur soviel sagen, (1) daß vielleicht ein kleiner Teil (~10%) der als „convoluted-cell type" gekennzeichneten Fälle im sauren Phosphatase-Präparat als T-Zellneoplasie fälschlich nicht erkannt wird (sofern die „convolutions" wirklich T-Zell-spezifisch sind!!) und (2) daß sich unter den als „nonconvoluted", d.h. als unklassifizierte lymphoblastische Lymphome eingestuften Fällen etwa 10% T-Zell-Lymphome befinden, die aufgrund der Kernform nicht als solche erkennbar sind. Wir vermuten also, daß NATHWANI et al. (1976) insofern recht haben, daß T-lymphoblastische Lymphome auch runde bis ovale Kerne besitzen können („lymphoblastic without convoluted nuclei" oder „nonconvoluted"), jedoch ist die Arbeit von NATHWANI et al. nicht geeignet, etwas über die Häufigkeit der Überlappung auszusagen, da sie sich nur auf 30 histologisch und klinisch untersuchte Fälle stützte und da auch keine saure Phosphatase- oder immunologischen Daten zur Verfügung standen.

Wir handeln im folgenden nur den „convoluted-cell type" als Prototyp des T-lymphoblastischen Lymphoms ab, wohl wissend, daß möglicherweise nicht jeder Lymphoblast mit „convoluted" Kern ein T-Lymphoblast ist und daß sich unter den Lymphoblasten mit „nonconvoluted" Kernen sicher ein gewisser Prozentsatz von T-Lymphoblasten befindet.

Das lymphoblastische Lymphom vom „convoluted-cell type"

Älteres Synonym: Leukosarkomatose (STERNBERG)

Immunologie. Das T-lymphoblastische Lymphom kann von den vier Zelltypen abgeleitet werden, die in Tabelle 5 aufgeführt sind. Zumeist liegt eine Neubildung der „Prothymocyten" (C3-Receptor-positiv und Bildung von Rosetten mit Schafserythrocyten) vor. Die Lymphome der „Präthymocyten" (nur C3-Receptor-positiv!), Thymocyten (C3-Receptor-negativ und Bildung von Rosetten mit Schafserythrocyten bei 37° C) und der peripheren T-Lymphocyten (Rosetten mit Schafserythrocyten nur bei 4° C, oft saure Esterase fokal positiv ~ Helferzellen) sind dagegen wesentlich seltener.

Tabelle 5. Immunologische und cytochemische Marker bei den einzelnen Typen des T-lymphoblastischen Lymphoms entsprechend der fetalen und postfetalen T-Zellenreifung (nach Stein et al. 1980). ∅ = negativ. + = positiv. + + = stark positiv. + + + = sehr stark positiv. TdT = terminale Desoxynukleotidyltransferase. HTLA = humanes T-Lymphocytenantigen

	Präthymocyten	Prothymocyten	Thymocyten	Periphere T-Lymphocyten
C3b- und C3d-Receptoren	+ +	+	∅	∅
Schafserythrocytenrosetten				
bei 37° C	∅	+	+	∅
bei 4° C	∅	+	+	+
Saure Phosphatase	+ + +	+ + +	+ +	+/+ + +
Saure Esterase	∅[a]	∅[a]	∅[a]	∅[a] (+ + = Helferzellen)
TdT	+	+	+	∅
HTLA	+	+	+	+

[a] Die saure Esterase-Reaktion wurde ohne Fixierung durchgeführt. Bei Fixierung ist sie z.T. schwach feingranulär positiv.

Vorkommen. Der „convoluted-cell type" macht etwa 3–5% der Non-Hodgkin-Lymphome unseres Untersuchungsgutes aus. Er ist in den ersten beiden Dezennien etwa gleich häufig und kommt dann in geringer Zahl bis in das 8. Dezennium vor (s. Abb. 3). Unser jüngster Patient war 11 Monate, der älteste 74 Jahre alt. Geschlechtsverhältnis: ♂:♀ ~ 2,6:1. Dieses Lymphom zeigt somit unter allen Lymphomen den höchsten Anteil männlicher Patienten.

Extranodale Manifestationen (außer Knochenmark, Milz und Leber). Unter 33 extranodalen Biopsien unseres Untersuchungsgutes fanden wir folgende Häufigkeitsverteilung der verschiedenen Lokalisationen:

Waldeyerscher Rachenring (7 ×)
Thymus (5 ×)
Pleura (5 ×)
Hoden (5 ×)
Haut und Unterhaut (3 ×)
Verschiedene Organe (je 1 ×)

Klinik. s.o. (S. 78).

Histologie s.o. (S. 78). Die Zellen sind relativ klein bis mittelgroß, sie liegen getrennt voneinander [nicht kohäsiv! (Abb. 45–47)]. Mitosen kommen meist sehr reichlich vor. Gelegentlich sind Eosinophile eingestreut. Es kann ein gering bis mäßig ausgeprägtes Sternhimmelbild (reichlich Histiocyten mit Tumorzellphagocytose) bestehen (Abb. 45). Die Gitterfasern sind sehr fein und meist sehr spärlich (Abb. 48).

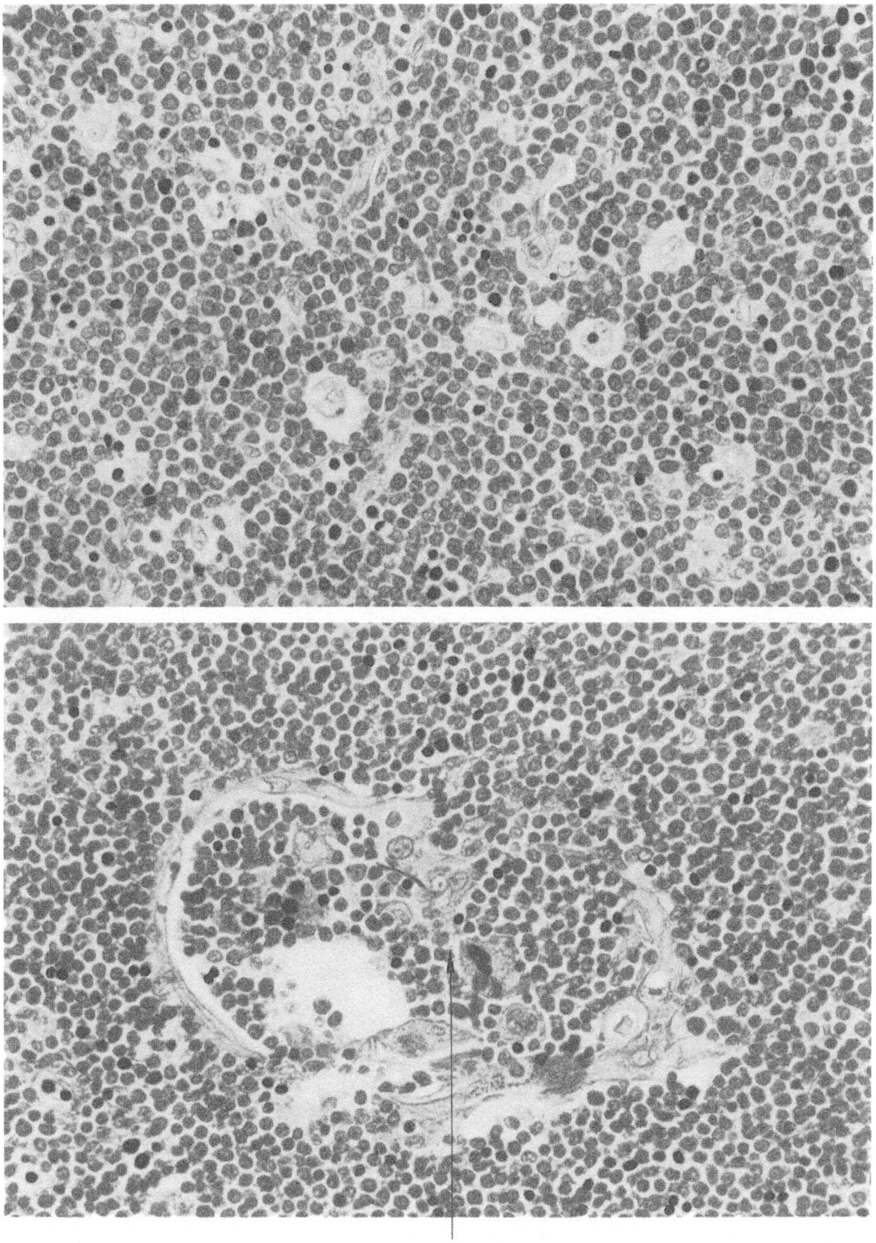

a

b

x

Abb. 45a, b. T-lymphoblastisches Lymphom, „convoluted-cell type“. Die Zellen sind deutlich voneinander getrennt (nicht „kohäsiv“!) und oft pyknotisch. Zahlreiche große Histiocyten mit mäßiger Tumorzellphagocytose. In **b** ein Hassallsches Körperchen mit Infiltration und teilweiser Zerstörung durch Tumorzellen (*x*). 14jähriger Knabe. Thymustumor. **a** Giemsa, **b** HE. Je 350×

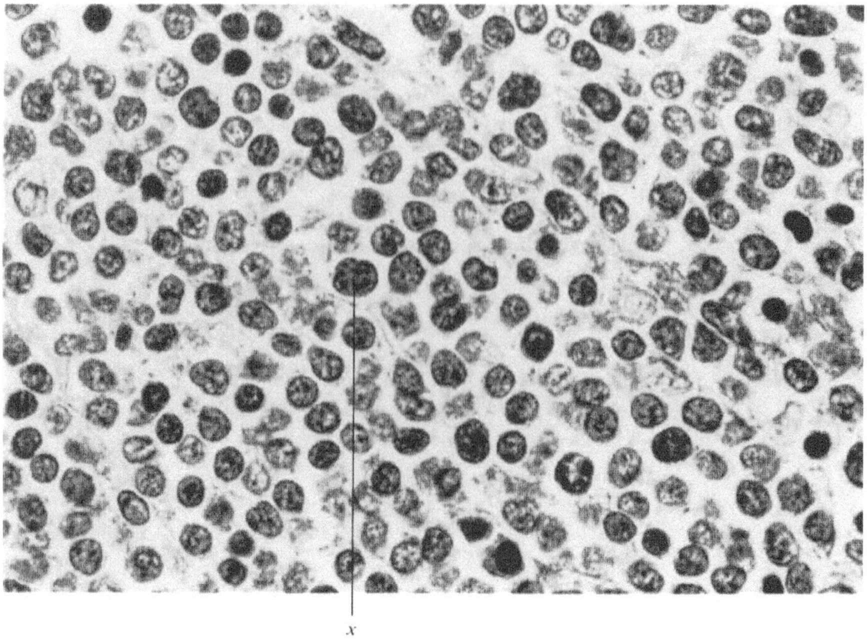

Abb. 46. T-lymphoblastisches Lymphom, „convoluted-cell type", bei HE-Färbung. Einige Kerne mit „convolutions", z.B. bei *x*. Das Chromatin ist etwas gröber und pyknotische Zellen sowie Mitosen fallen weniger auf als bei Giemsa-Färbung (Abb. 47). Die Tumorzellen sind nicht „kohäsiv". Gleicher Fall wie Abb. 45. 875 ×

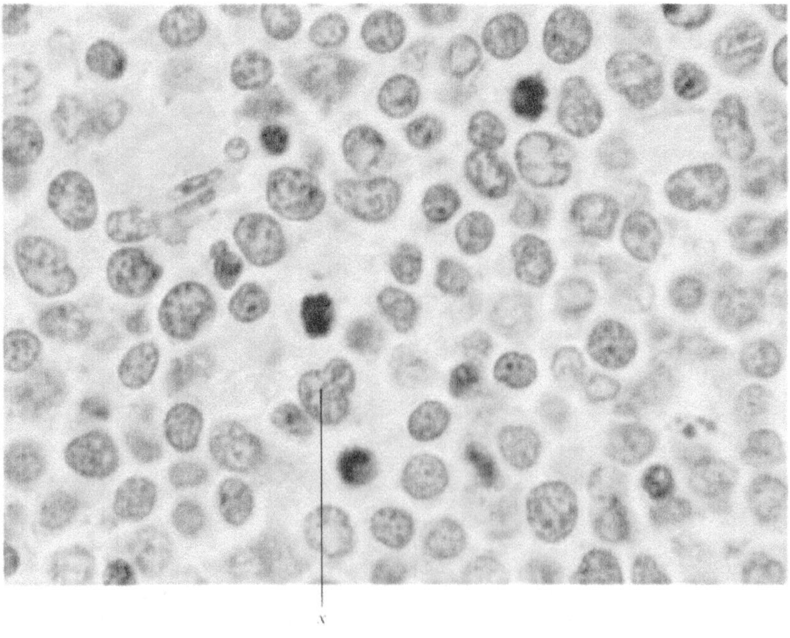

Abb. 47. T-lymphoblastisches Lymphom, „convoluted-cell type", bei Giemsa-Färbung. Die Kerne sind etwas polymorph und gelegentlich „convoluted" (*x*). Das Cytoplasma ist kaum zu sehen. Die Tumorzellen liegen isoliert. Sie enthalten multiple kleine Nukleolen. Mehrere Mitosen. Eine pyknotische Zelle. Gleicher Fall wie Abb. 45 u. 46. 1 550 ×

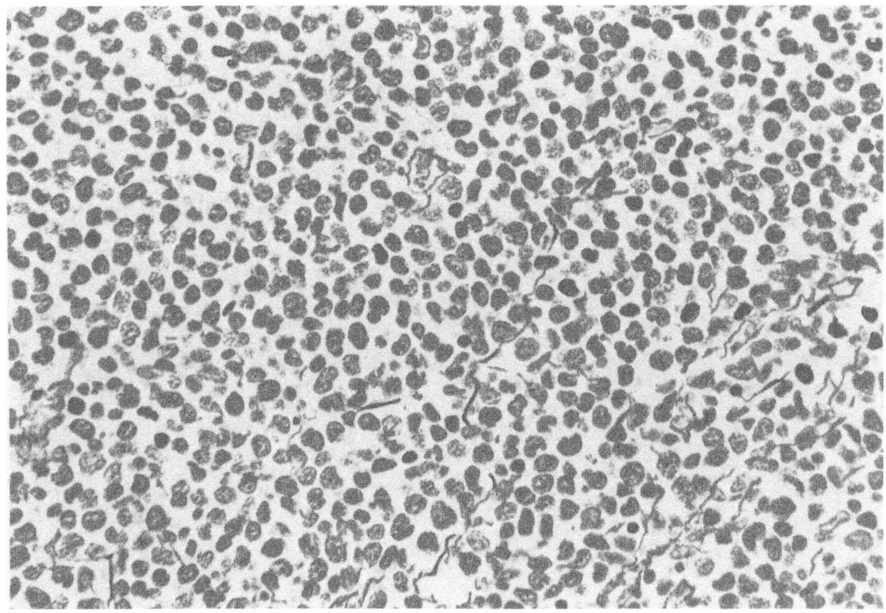

Abb. 48. T-lymphoblastisches Lymphom, „convoluted-cell type", bei Versilberung. Nur sehr wenige feine Retikulumfasern. Die Tumorzellen sind nicht „kohäsiv". 60jähriger Mann. Inguinaler LK. Gomori. 350 ×

Cytochemie. s.o. (S. 87).

Diagnose. Wir streben in jedem Falle an, die Diagnose durch enzymcytochemische Methoden zu sichern. Dazu erbitten wir Blutausstriche, wenn ein leukämisches Blutbild besteht. Oder wir bitten um Punktion infiltrierter Organe (Knochenmark, Lymphknoten), um an den Ausstrichpräparaten die Reaktion durchzuführen. Am besten ist es, wenn bei der Biopsie gleich Tupfpräparate angefertigt werden. Wenn die saure Phosphatase-Reaktion fokal positiv ist, bedeutet dies eine wertvolle Sicherung der Diagnose (Abb. 49). Wenn sie jedoch negativ ist, streben wir eine Untersuchung der immunologischen Marker an. Bei Nachweis von T-Zelleigenschaften ist der Fall als „convoluted-cell type" einzustufen. Sind die T-Zellmarker jedoch negativ oder können sie nicht ermittelt werden, ist es besser, den Fall sicherheitshalber in die Gruppe „lymphoblastisch, unklassifiziert" einzureihen.

Prognose. Der Verlauf des lymphoblastischen Lymphoms vom „convoluted-cell type" ist – insbesondere bei hohen Leukocytenzahlen des Blutes – anscheinend etwas rascher als der beim Non-B/Non-T-Typ (s. Abb. 5). Es gibt jedoch auch gegenteilige Befunde. RIEHM[23] hält den Subtyp („convoluted" versus „noncon-

---

23 H. RIEHM, persönliche Mitteilung 1979

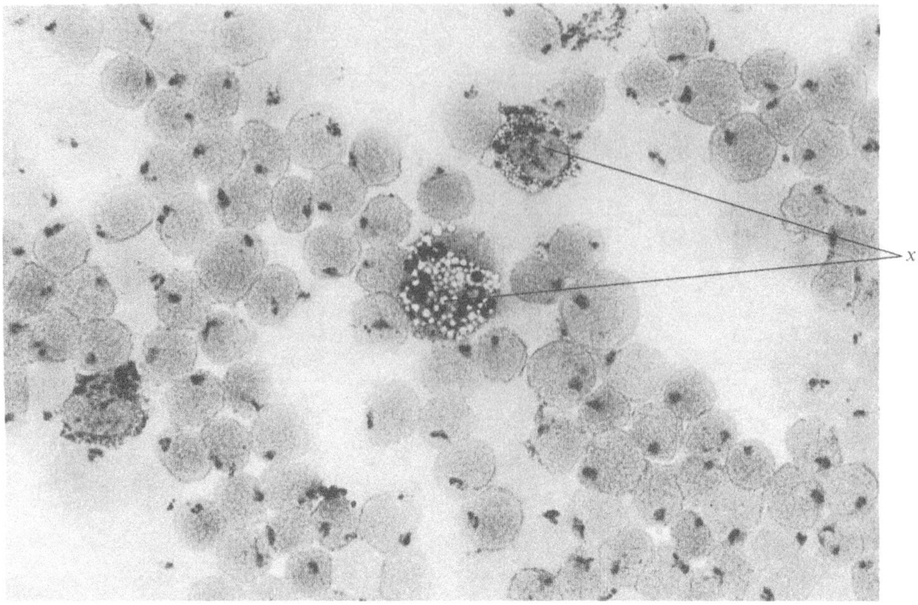

Abb. 49. T-lymphoblastisches Lymphom, „convoluted-cell type", bei saurer Phosphatase-Reaktion. Alle Tumorzellen sind fokal positiv. Einige Makrophagen (*x*) enthalten Fetttropfen und sind im übrigen stark saure Phosphatase-positiv. 4jähriges Mädchen. Klinisch Mediastinaltumor. Ausstrich eines Liquorsediments. 560 ×

voluted") für nicht bedeutsam, wenn man eine intensive ALL-Therapie gibt. 63% der von ihm behandelten Kinder mit verschiedenen Arten von lymphoblastischem Lymphom konnte er in eine komplette Remission bringen, die nach 3 Jahren noch anhielt.

Zu 3: Unklassifiziertes lymphoblastisches Lymphom

Hier sind alle lymphoblastischen Lymphome eingruppiert, für die B- oder T-Zelleigenschaften weder morphologisch/cytochemisch noch immunologisch nachweisbar sind. Das Hauptkontingent macht in unserem Untersuchungsgut die ALL vom Non-B/Non-T-Typ („common ALL" und Null-ALL) aus. Die meisten der übrigen Fälle sind mangels geeigneten Untersuchungsgutes oder immunologischer Untersuchungen hier eingruppiert.

Was die Gruppe der lymphoblastischen „nonconvoluted" Lymphome von NATHWANI et al. (1976) anlangt, so stellt diese keine klar abgrenzbare Entität, sondern ein Gemisch aus saure Phosphatase- fokal positiven T-lymphoblastischen Lymphomen und saure Phosphatase-negativen Non-B/Non-T- (einschließlich Prä-B-lymphoblastischen) Lymphomen dar. Eine cytochemische Analyse der Tumorzellen an Ausstrich- oder Tupfpräparaten sollte daher in jedem Falle angestrebt werden. Sie würde die T-lymphoblastischen Lymphome durch ihre fokal positive saure Phosphatase-Reaktion herausfinden lassen. Außerdem sollte in jedem Falle eine Chloracetatesterase-Reaktion am Schnitt durchgeführt werden, um die morphologisch oft sehr ähnliche akute myeloische Leukämie möglichst auszuschließen. Jüngste eigene Erfahrungen haben jedoch gezeigt,

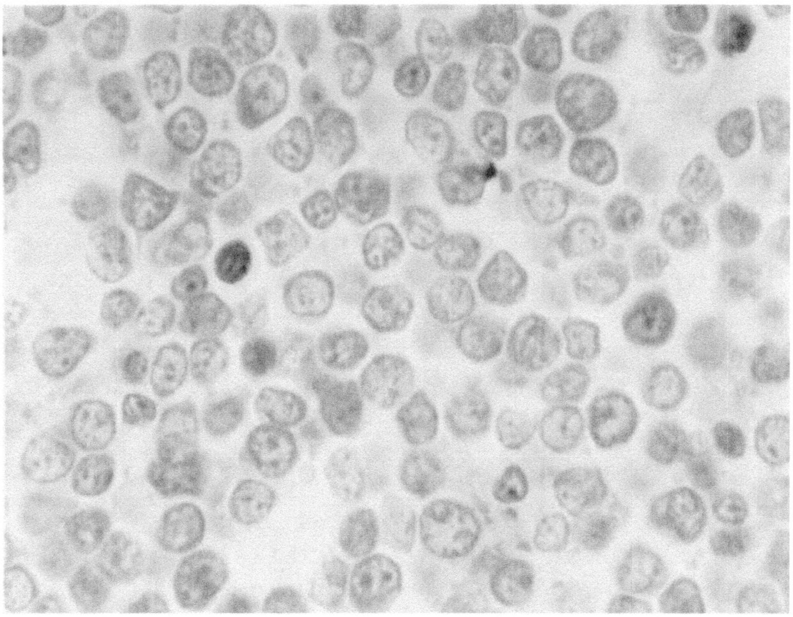

Abb. 50. Lymphoblastisches unklassifiziertes Lymphom bei Giemsa-Färbung. Die Tumorzellen sind relativ klein und zeigen einen schmalen Saum eines mäßig basophilen Cytoplasmas. Die Ähnlichkeit zum T-lymphoblastischen Lymphom ist groß, die saure Phosphatase-Reaktion war jedoch negativ. 11jähriger Knabe. Mediastinaler LK. 1550 ×

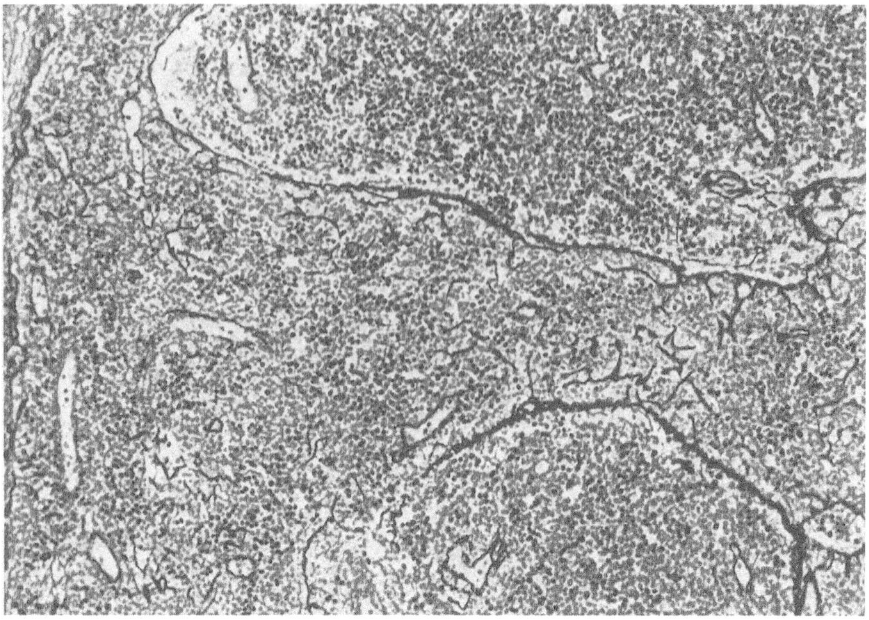

Abb. 51. Lymphoblastisches unklassifiziertes Lymphom (ALL, „common type") bei Silberfärbung. Die Trabekel und benachbarte Kapsel sind stark infiltriert und verbreitert, jedoch nicht zerstört. Sie sind zumeist scharf abgegrenzt von Sinus und infiltrierter Pulpa. 4jähriges Mädchen. Supraklavikulärer LK. Gomori. 140×

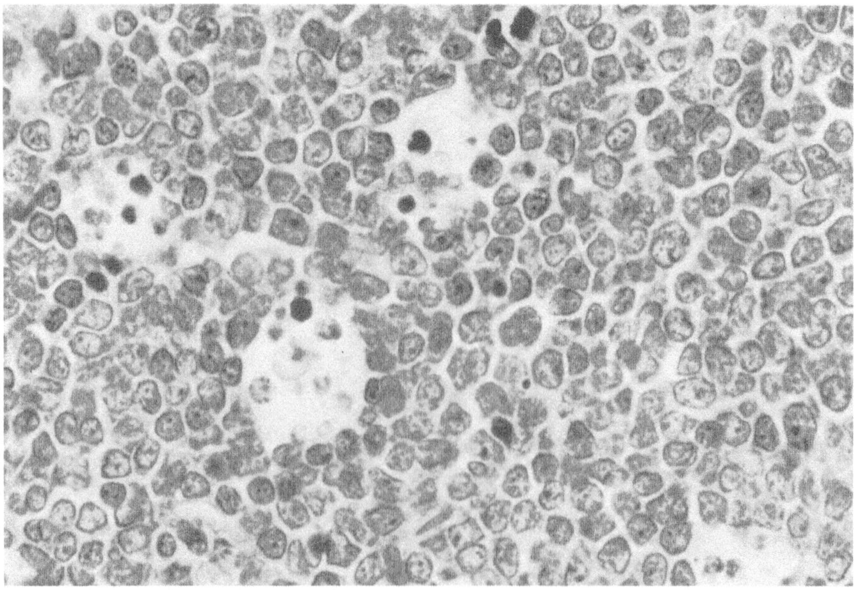

Abb. 52. Lymphoblastisches unklassifiziertes Lymphom, klinisch ALL. Sternhimmelbild, die Tumorzellen sind jedoch nicht „kohäsiv". Es besteht eine gewisse Ähnlichkeit zum lymphoblastischen Lymphom vom Burkitt-Typ. Giemsa. 875×

daß bei „common ALL" auch Chloracetatesterase-positive Myelocyten und selbst Megakaryocyten in den infiltrierten Lymphknoten vorkommen können.

Bezüglich der **Morphologie** (Abb. 50–52), **Cytochemie** und **Immunologie** s.o. (S. 78f.).

Über das **Vorkommen** dieses Lymphomtyps ist noch anzufügen, daß in unserem Untersuchungsgut ca. 4% der ML als unklassifizierte lymphoblastische Lymphome eingruppiert wurden. Die Altersverteilung zeigte zwei Gipfel: einen in den ersten beiden Dekaden, und einen zweiten in der 7. Dekade. Das Geschlechtsverhältnis betrug ♂:♀~1,4:1 (s. Abb. 3).

Extranodale Manifestationen (außer Knochenmark, Milz und Leber). Unter 72 extranodalen Biopsien unseres Untersuchungsgutes fanden wir folgende Häufigkeitsverteilung der verschiedenen Lokalisationen:

Magendarmtrakt (31%)
Waldeyerscher Rachenring (19%)
Haut und Unterhaut (15%)
Hoden (8%)
Mamma (7%)
Thymus (3%)
Speicheldrüsen (3%)
Schilddrüse (3%)
Zentralnervensystem (3%)
Verschiedene Organe (insgesamt 8%)

C. Malignes immunoblastisches Lymphom

Ältere Synonyma und verwandte Begriffe:

Retikulosarkom
Maligne Retikulose
ML, diffus, histiocytisch

Definition. Wir bezeichnen als immunoblastisches Lymphom einen Tumor, der im wesentlichen aus Immunoblasten vom B- oder T-Zelltyp besteht. Das heißt, die Hauptmasse der Zellen ist groß, stark basophil und besitzt große, zentrale, oft solitäre Nukleolen.

Die immunoblastischen Lymphome können eine Differenzierung in Plasmazellen oder Plasmoblasten aufweisen und sind dann als B-immunoblastisch morphologisch zu erkennen (Abb. 53–55). Wendet man die PAP-Technik an, so enthalten mindestens 50% unserer immunoblastischen Lymphome cytoplasmatisches Ig und sind somit als B-immunoblastische Lymphome zu charakterisieren. Nur wenige Fälle (5–10%) sind als T-immunoblastische Lymphome aufzufassen (Abb. 58). Der Rest ist noch unklar (ohne immunologische Marker, also „Null"-Zellen), gehört aber bei der gegebenen morphologischen Definition (große Nukleolen; schmales bis mäßig breites, stark basophiles Cytoplasma; Abb. 56 u. 57) nicht zu den Retikulosarkomen (multiple mittelgroße Nukleolen; breites, gering basophiles Cytoplasma). Solche immunoblastischen Lymphome sind auch Lysozym-negativ.

Das T-immunoblastische Sarkom von LUKES et al. (1978) entspricht nur zum kleinen Teil unserem T-immunoblastischen Lymphom, der größte Teil der Fälle wird von uns dem T-Zonenlymphom zugeordnet.

Manche Autoren vermeiden den Begriff „immunoblastisch" und sprechen etwa nur von „undifferenzierten großen Zellen". Diese Zurückhaltung ist jedoch nicht erforderlich, wenn man die ebenfalls großzelligen Retikulosarkome (maligne Histiocytose) morphologisch, cytochemisch oder immunologisch abgrenzt (s.u.). Sie würden aber gleichwohl nicht mehr als 5% der großzelligen „Lymphome" ausmachen (MANN et al. 1979)

Immunologie. Die Zellen der B-immunoblastischen Lymphome tragen Membran-Ig und enthalten in 50–70% der Fälle den gleichen Ig-Typ intracytoplasmatisch. Die leichten Ketten der Immunglobuline sind entweder nur vom κ- oder nur vom λ-Typ („monoklonales" Muster). C3-Receptoren sind in 0–60% der Tumorzellen vorhanden, das Verhältnis der beiden C3-Receptorsubtypen variiert ebenfalls von Fall zu Fall. Auch die Receptoren für Mäuseerythrocyten sind in ganz unterschiedlicher Menge nachweisbar. Endlich ist der Gehalt an T-Lymphocyten sehr variabel (0–80%).

Die Zellen der T-immunoblastischen Lymphome bilden Rosetten mit Schafserythrocyten, sind Membran-Ig-negativ, jedoch HTLA-positiv.

Mit der PAP-Technik sollte (außer nach Immunglobulinen) stets auch nach Lysozym gefahndet werden, um ein histiocytisches Retikulosarkom auszuschließen. Die Reaktion für Lysozym muß *in den Tumorzellen* (bei negativem Ig-Befund) negativ sein.

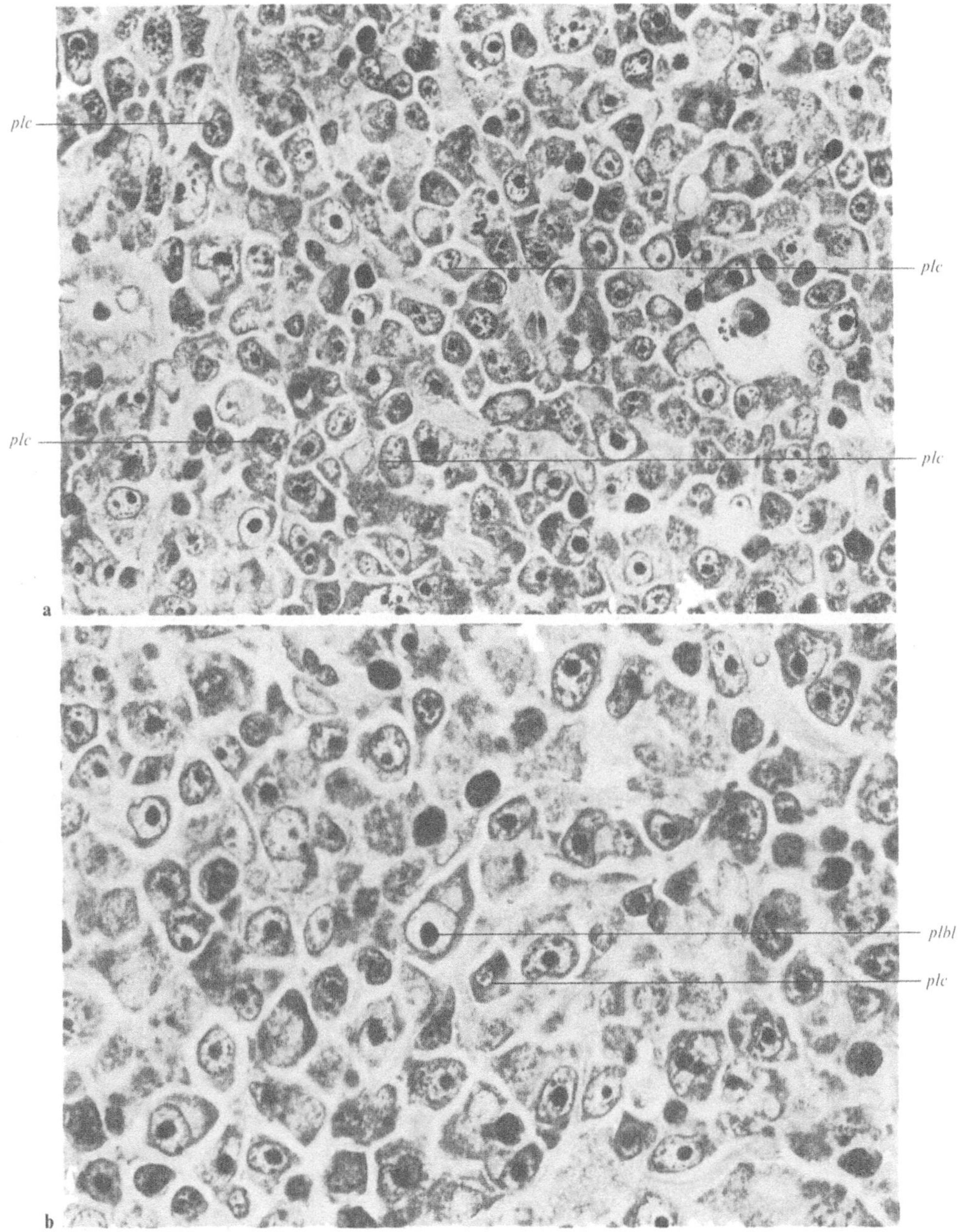

Abb. 53 a, b. Immunoblastisches Lymphom mit plasmazellulärer Differenzierung. Die Immunoblasten sind groß und enthalten solitäre, große, zentrale Nukleolen von hoher Basophilie. Mehrere plasmocytoide Zellen (*plc*). Eine sehr große plasmoblastenähnliche Zelle mit großem perinukleärem Hof (*plbl*). 42jähriger Mann. Supraklavikulärer LK. Giemsa. **a** 560×, **b** 875×

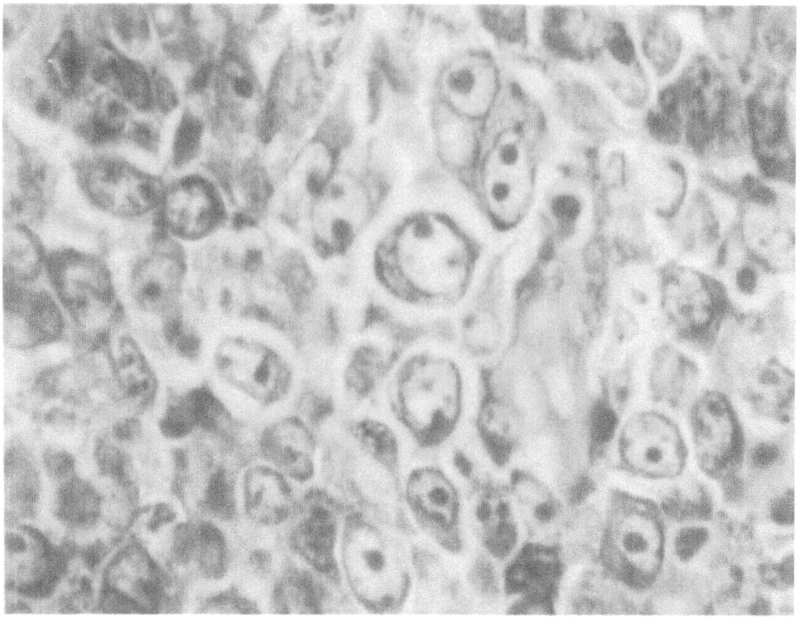

Abb. 54. Immunoblastisches Lymphom mit plasmoblastischer Differenzierung bei Giemsa-Färbung. Die Tumorzellen enthalten einen oder zwei große, zentral gelegene, basophile Nukleolen. Das Cytoplasma ist stark basophil und enthält einige hellere Bezirke, die Golgi-Apparaten entsprechen dürften. 67jährige Frau. Zervikaler LK. 1 550 ×

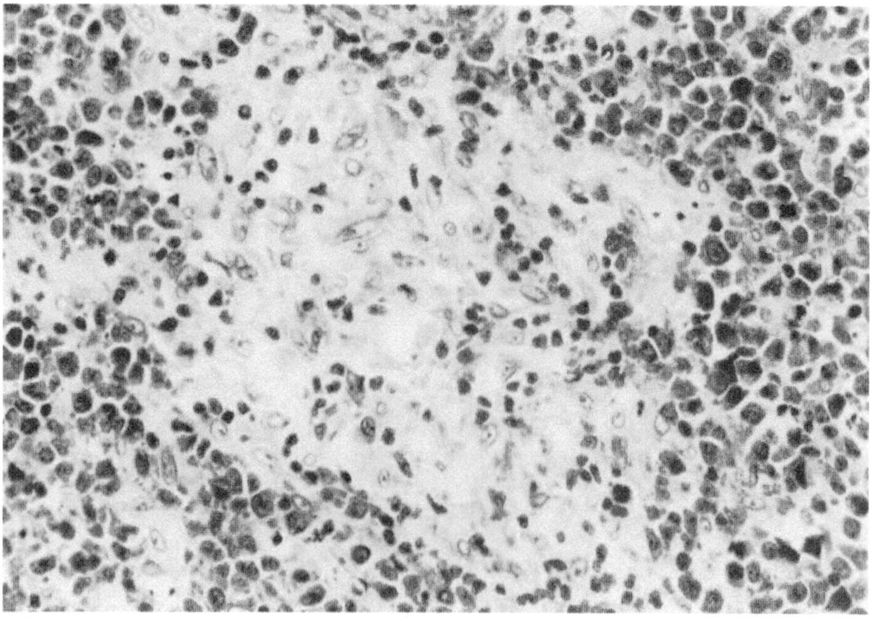

Abb. 55. Immunoblastisches Lymphom mit plasmoblastischer Differenzierung und Epitheloidzellansammlung. Das Cytoplasma der Epitheloidzellen ist oxyphil und erscheint hell in der Abbildung, während das Cytoplasma der umgebenden Tumorzellen basophil ist und dunkel erscheint. 75jähriger Mann. Axillärer LK. Giemsa. 350 ×

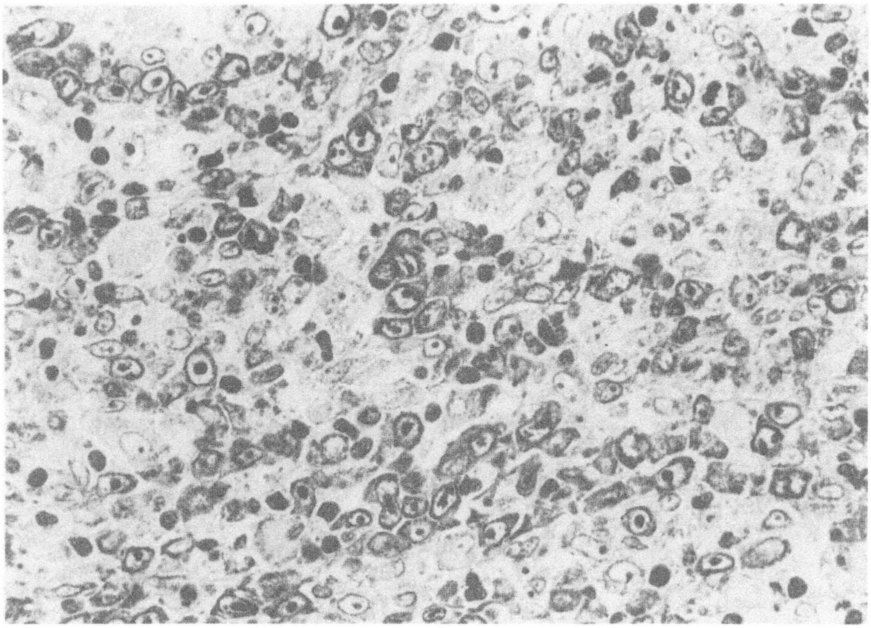

Abb. 56. Immunoblastisches Lymphom ohne plasmoblastische oder plasmocytische Differenzierung. Die Tumorzellen sind groß und stark basophil. Sie enthalten große, meist solitäre, zentrale Nukleolen. Zwischen den Tumorzellen liegen zahlreiche nichtneoplastische Histiocyten mit reichlich hellem Cytoplasma und kleinen Nukleolen. 66jährige Frau. Inguinaler LK. Giemsa. 560 ×

Vorkommen. Etwa 10% unserer Non-Hodgkin-Lymphome sind immunoblastische Lymphome. Der Altersgipfel liegt im 7. Jahrzehnt. Unser jüngster Patient war 43 Monate, unser ältester 91 Jahre alt. ♂:♀ ~ 1,1 : 1 (s. Abb. 3).

Die B-immunoblastischen Lymphome kommen gehäuft bei Autoimmunkrankheiten (besonders Sjögren-Syndrom), nach Immunsuppression (z.B. Organtransplantationen), bei Immundefektsyndromen sowie im Tierexperiment bei „graft-versus-host"-Reaktionen vor (Lennert et al. 1979). Etwa 10% der immunoblastischen Lymphome treten als anaplastische Endphasen von niedrigmalignen Lymphomen auf: das B-immunoblastische Lymphom nach B-CLL, LP-Immunocytom, centrocytischem Lymphom (selten) und centroblastisch/centrocytischem Lymphom; das T-immunoblastische Lymphom nach T-CLL, Mykosis fungoides, Sézary-Syndrom und T-Zonenlymphom.

Extranodale Manifestationen (außer Knochenmark, Milz und Leber). Unter 174 extranodalen Biopsien unseres Untersuchungsgutes fanden wir folgende Häufigkeitsverteilung der verschiedenen Lokalisationen:

Waldeyerscher Rachenring (32%)	Auge (3%)
Magendarmtrakt (22%)	Lunge (2%)
Haut und Unterhaut (21%)	Mamma (2%)
Hoden (7%)	Schilddrüse (2%)
Speicheldrüsen (3%)	Verschiedene Organe (insgesamt 3%)
Gehirn (3%)	

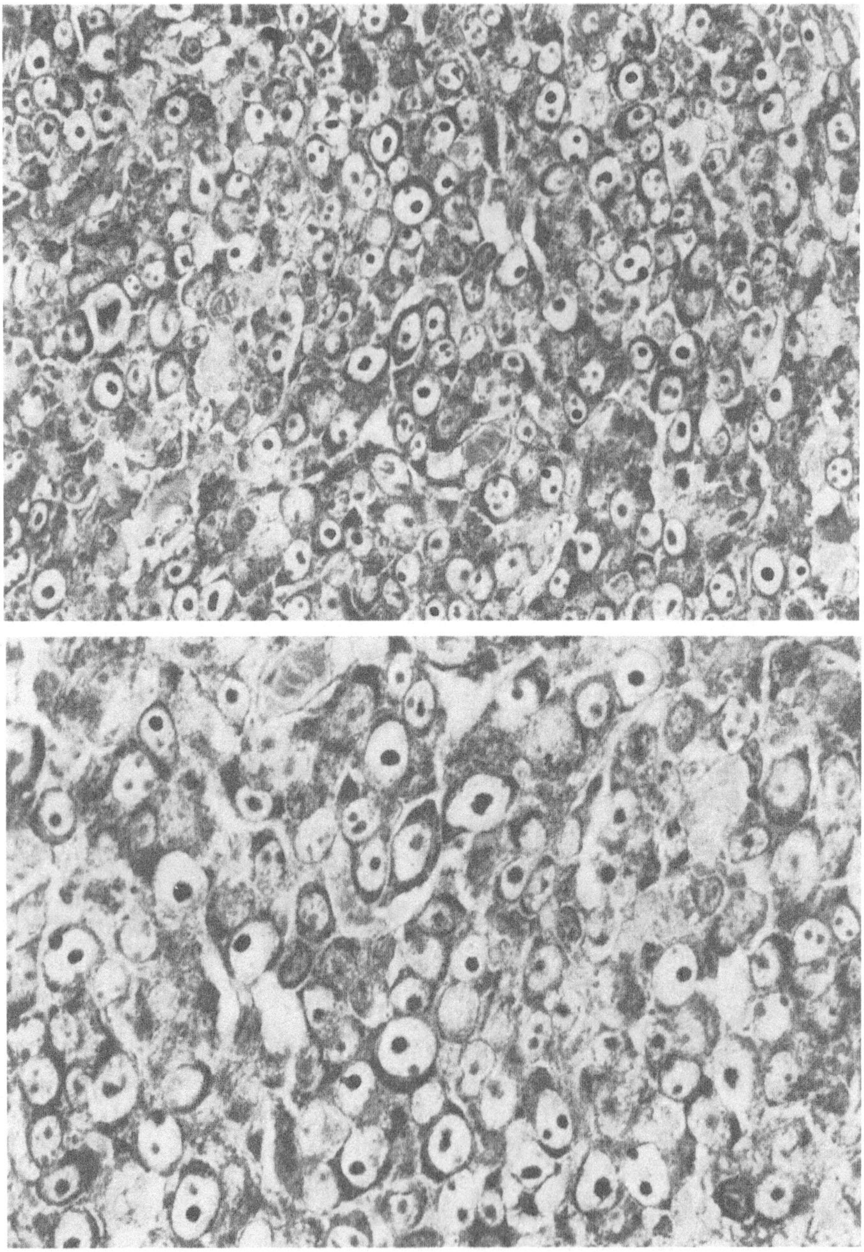

a

b

Abb. 57a, b. Immunoblastisches Lymphom ohne plasmoblastische oder plasmocytische Differenzierung. Die stark basophilen Tumorzellen sind „kohäsiv" und enthalten große, meist solitäre, basophile Nukleolen in zentraler Lagerung. Nichtneoplastische Histiocyten sind kaum vorhanden. 81jährige Frau. Inguinaler LK. Giemsa. **a** 560 ×, **b** 875 ×

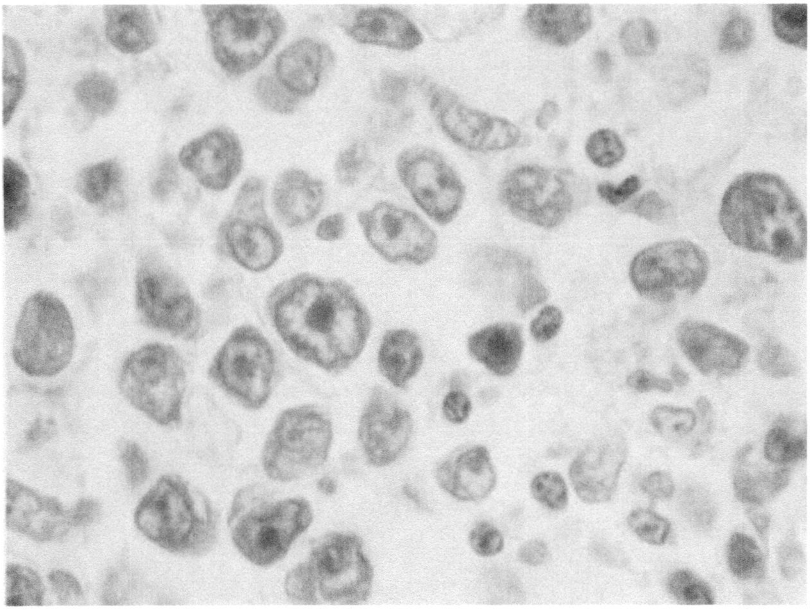

Abb. 58. T-immunoblastisches Lymphom bei Giemsa-Färbung. Stark basophile Tumorzellen mit großen, zumeist solitären Nukleolen. Sektionsfall, daher sind die Zellen geschrumpft. 65jährige Frau. Abdominaler LK. 1550 ×

Klinik.[24] Befallen sind vorwiegend oberflächliche (zervikale!) Lymphknoten, oft sind nur die Lymphknoten *einer* Zwerchfellseite betroffen. Knochenmark und Leber sind weniger häufig infiltriert als bei den meisten Non-Hodgkin-Lymphomen (MANN et al. 1979).

Das immunoblastische Lymphom macht in etwa 5% der Patienten ein eindeutig leukämisches Blutbild (früher maligne [basophile] Retikulose genannt). Etwa 10–15% der B-immunoblastischen Lymphome zeigen eine Paraproteinämie (meist IgM), meist wird das gebildete Ig jedoch nicht oder in nur geringer Menge in das Blut abgegeben.

Histologie (Abb. 53–58). Die Hauptmasse der Zellen wird von großen basophilen Immunoblasten gebildet. Sie besitzen einen vorwiegend ovalen Kern mit großen, meist solitären, zentralen Nukleolen. Dazwischen können reichlich reaktiv vermehrte Makrophagen oder auch Epitheloidzellgruppen liegen. Die Makrophagen besitzen ein helles breites Cytoplasma, das häufig Reste von phagocytierten Tumorzellen enthält. Die Epitheloidzellen dagegen besitzen ein kräftig oxyphiles Cytoplasma ohne erkennbare Phagocytose. Die Immunoblasten zeigen manchmal eine Differenzierung in Plasmazellen oder Plasmoblasten, d.h. die Zellen sind dann kleiner und besitzen ein breiteres, exzentrisch angehäuftes Cytoplasma

24 BRITTINGER et al. 1976; SCHMALHORST et al. 1979

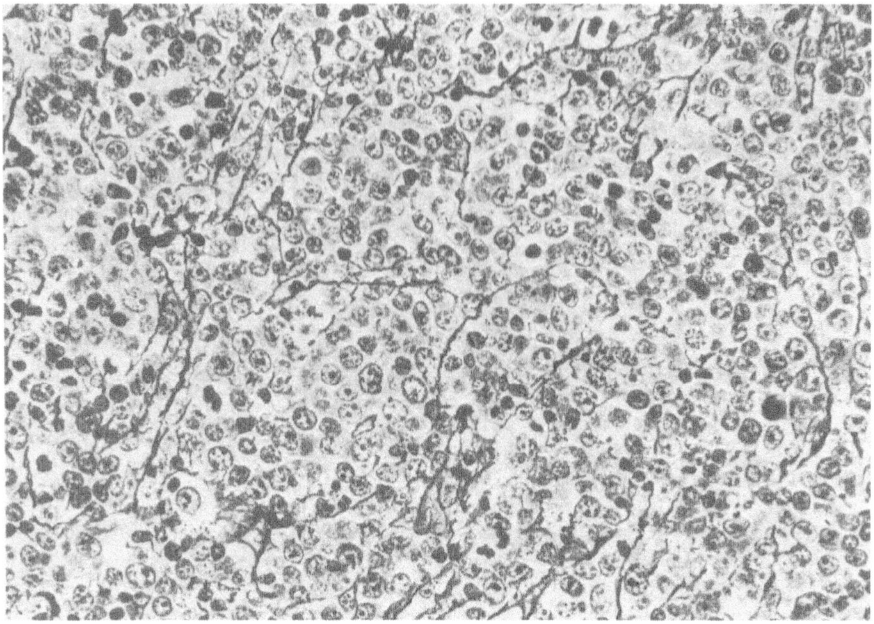

Abb. 59. Immunoblastisches Lymphom mit plasmocytischer Differenzierung bei Versilberung. Man findet mäßig reichlich Retikulumfasern unter den Tumorzellen. Gleicher LK wie Abb. 53. Gomori. 350 ×

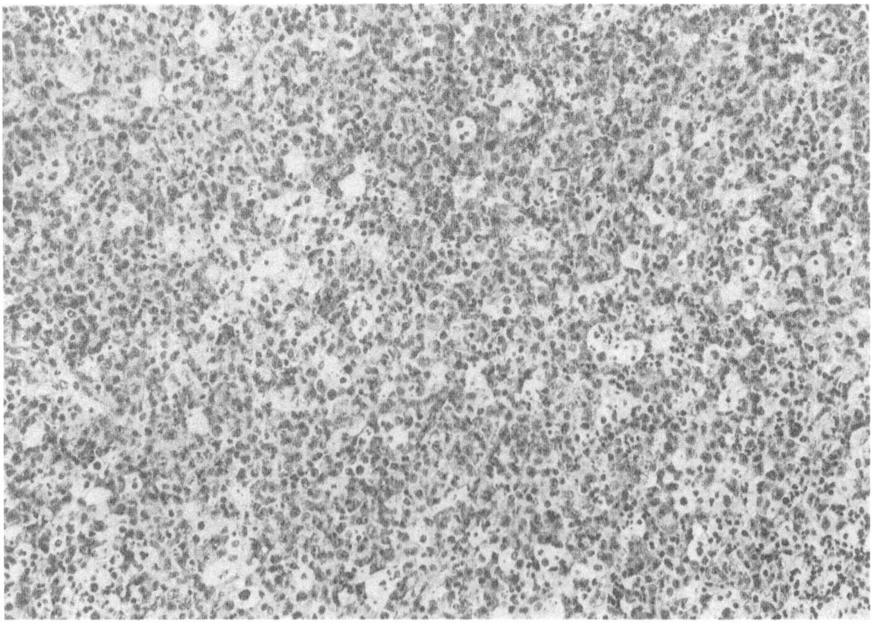

Abb. 60. Histiocytisches Retikulosarkom („maligne Histiocytose"). Es besteht ein cribriformes Bild durch zahlreiche eingestreute nichtneoplastische Histiocyten. 3jähriges Mädchen. Axillärer LK. HE. 140 ×

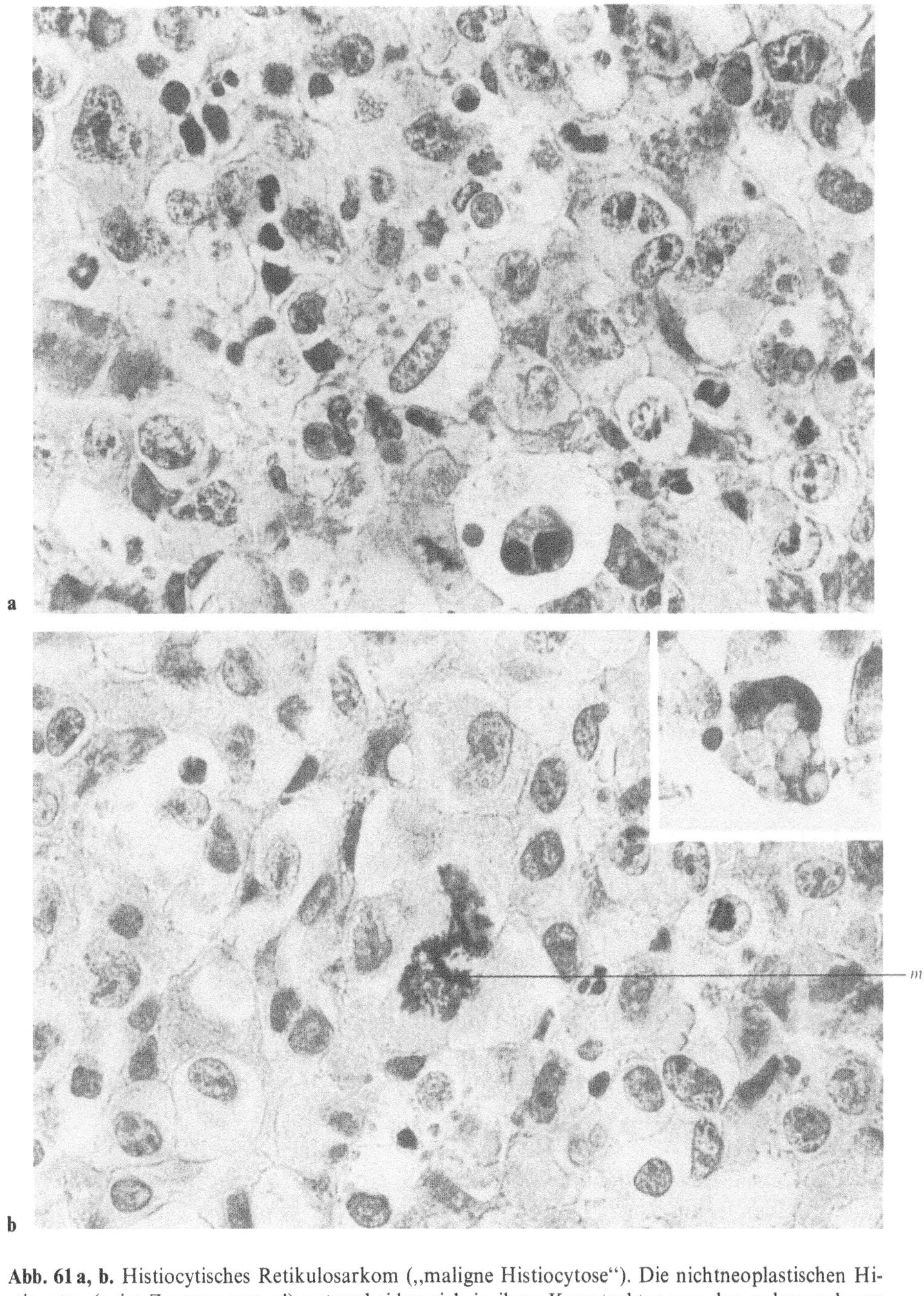

Abb. 61 a, b. Histiocytisches Retikulosarkom („maligne Histiocytose"). Die nichtneoplastischen Histiocyten (s. im Zentrum von **a**!) unterscheiden sich in ihrer Kernstruktur von den polymorpheren Kernen der Tumorzellen. Das Chromatin ist feiner und die Nukleolen sind kleiner als in den Tumorzellen. Die nichtneoplastischen Histiocyten enthalten Reste von Tumorzellen, jedoch keine Erythrocyten. Im Zentrum von **b** findet sich eine atypische polyploide Mitose (*m*). Inset von **b**: Eine große Tumorzelle mit zahlreichen phagocytierten Erythrocyten. Gleicher LK wie Abb. 60. HE. 875×

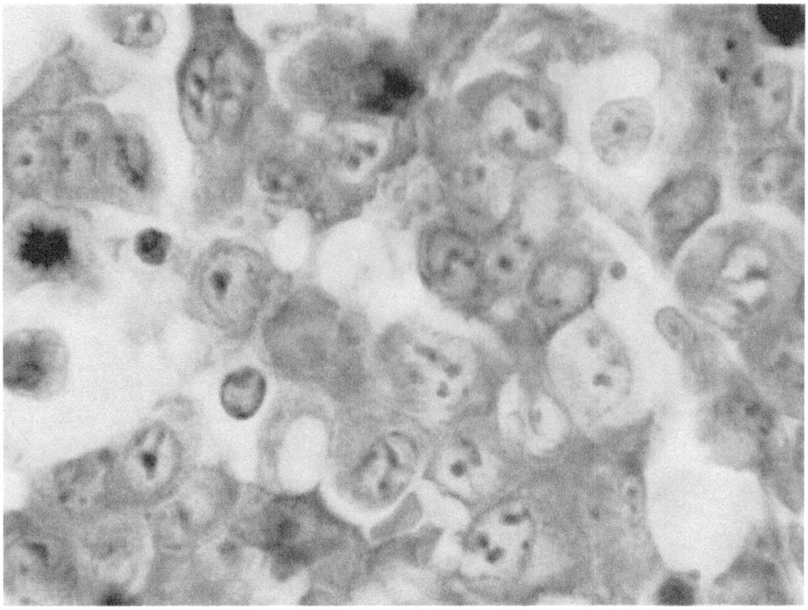

Abb. 62. Histiocytisches Retikulosarkom („maligne Histiocytose") bei Giemsa-Färbung. Die Tumorzellen besitzen ein breites, basophiles Cytoplasma, das jedoch mehr grau als blau erscheint. In den Kernen liegen einige mittelgroße, polymorphe, unregelmäßig lokalisierte Nukleolen. Zwischen den „kohäsiven" Tumorzellen finden sich etliche große nichtneoplastische Histiocyten, die man besser bei schwacher Vergrößerung erkennen kann (s. Abb. 60). 13jähriger Knabe. Subcutaner Tumor. 1 550 ×

gelegentlich mit perinukleärer Aufhellung. Mitosen kommen reichlich vor. Die Gitterfasern sind in der Hälfte der Fälle spärlich, in der anderen Hälfte mäßig bis stark vermehrt (Abb. 59). Gelegentlich enthalten die Tumorzellen PAS-positive kugelige oder diffuse Cytoplasmaeinlagerungen (Ig).

Cytologie und Cytochemie. Bis jetzt ohne wesentliche diagnostische Bedeutung. Negativ bei unspezifischer Esterase-Reaktion. Möglicherweise kann die saure Phosphatase-Reaktion zur Erkennung T-immunoblastischer Lymphome (fokal positiv?) herangezogen werden.

Diagnose und Differentialdiagnose. Es liegt ein großzelliger, basophiler, mehr oder weniger monotoner Tumor vor. Er muß einerseits vom Retikulosarkom bzw. der malignen Histiocytose, andererseits von Metastasen eines lymphoepithelialen Carcinoms Schmincke („Nasopharynx-Carcinom") und anderer wenig differenzierter Tumoren unterschieden werden.

Das *histiocytische Retikulosarkom* bzw. die *malignen Histiocytosen* bestehen aus Zellen mit breiterem Cytoplasma, das nicht so stark basophil wie das der immunoblastischen Lymphome ist (grau bei Giemsa-Färbung; Abb. 60–62). Die Kerne sind vielfach E- oder nierenförmig und besitzen multiple mittelgroße

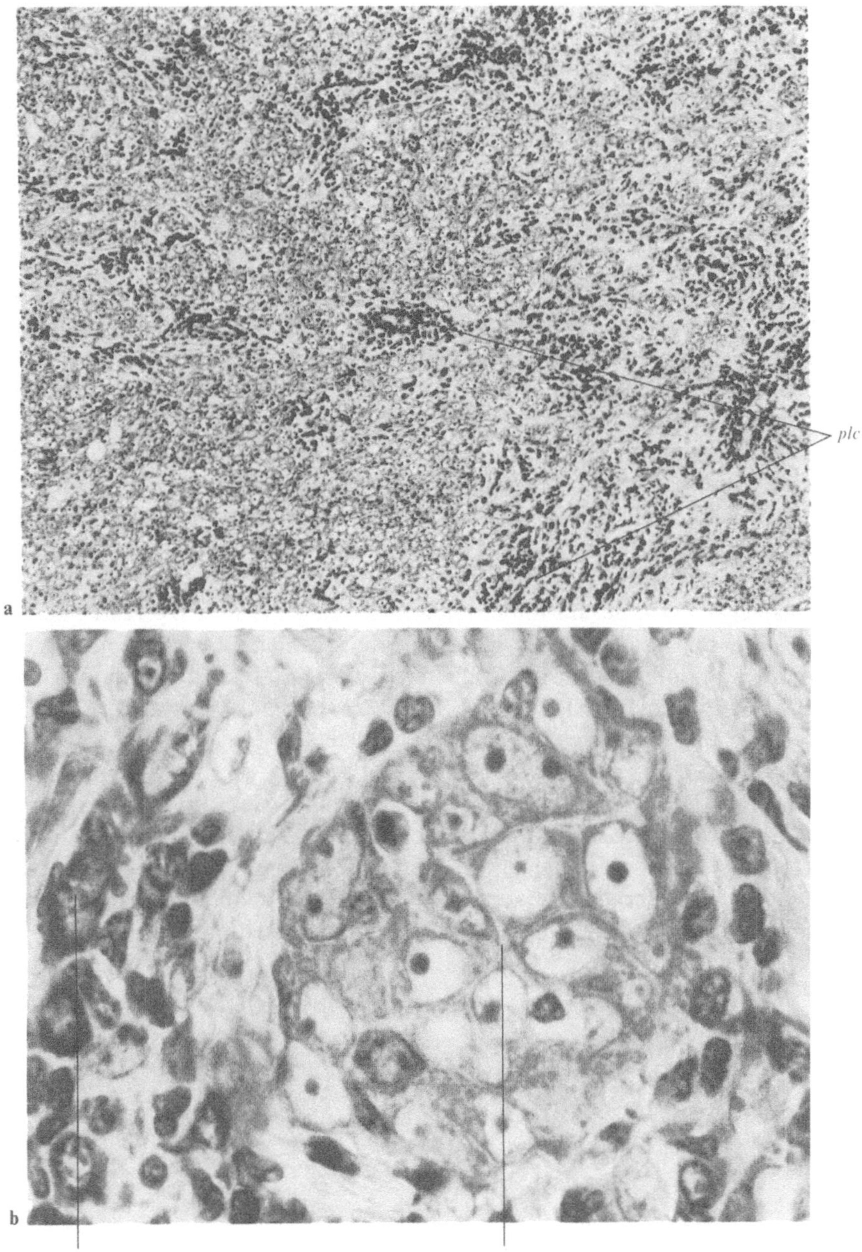

Abb. 63a, b. Lymphoepitheliales Carcinom (Schmincke-Tumor, Nasopharynx-Carcinom). Die Tumorzellen (*tu*) besitzen einen hellen Kern mit auffallend großen basophilen Nukleolen und bilden kompakte Verbände. Zwischen den Tumorzellen finden sich Stränge und Nester von Plasmazellen (*plc*), die noch stärker basophil als die Tumorzellen sind (dunkelblau gegen kräftig graublau). 62jährige Frau. Zervikaler LK. Giemsa. **a** 140×, **b** 1550×

Nukleolen in unregelmäßiger Form und Lage. Eine Hämophagie, besonders Erythrophagie, in den Tumorzellen ist häufig nachweisbar und spricht für eine histiocytische Neubildung. Zwischen den neoplastischen Zellen liegen meist etliche Plasmazellen und Reste von Lymphocyten. Gelegentlich sind Eosinophile stärker vermehrt. Die Proliferation beginnt bisweilen in den Sinus. Meist besteht eine starke Vermehrung von Gitterfasern und kleinen Blutgefäßen. Die neoplastischen Histiocyten sind bei PAP-Technik oft Lysozym-positiv. Im Tupfpräparat ist reichlich unspezifische Esterase (und saure Phosphatase) nachweisbar.

Das *lymphoepitheliale Carcinom* Schmincke-Régaud („Nasopharynx-Carcinom") ist durch Verbände großer, mäßig basophiler Zellen mit ausgesprochen hellen Kernen gekennzeichnet (Lennert et al. 1978) (Abb. 63). In den Kernen finden sich ein bis zwei große Nukleolen ähnlich wie in Hodgkin-Zellen. Zwischen den Tumorkomplexen sieht man häufig reichlich Entzündungszellen, besonders Eosinophile und Plasmazellen, oft auch Epitheloidzellgranulome. Ja selbst käseartige Nekrosen kommen gelegentlich einmal vor und erinnern dann zusammen mit den Epitheloidzellgranulomen an eine Tuberkulose. Das Faserpräparat läßt die faserfreien Tumorzellkomplexe oft gut von den faserreichen Bezirken des lymphatischen Restgewebes unterscheiden. Die PAS-Reaktion ist stets negativ. Im Serum findet man in der Regel hohe EBV-Antikörpertiter.

Sehr schwierig kann die Unterscheidung von immunoblastenreichen Hyperimmunreaktionen, Virusinfektionen (besonders infektiöse Mononukleose!) und Lymphogranulomatosis X sein. Sie lassen sich am sichersten durch die PAP-Technik aufgrund ihres polyklonalen Musters abgrenzen.

Prognose. Beim Erwachsenen ist die Prognose des immunoblastischen Lymphoms schlecht, jedoch nicht so schlecht wie die der lymphoblastischen Lymphome (s. Abb. 4–6). Im Kindesalter dagegen sprechen die lymphoblastischen Lymphome, insbesondere vom „convoluted-cell" und unklassifizierten Typ wesentlich besser auf die Therapie an als immunoblastische Lymphome.

Anhang: Epitheloidzellige Lymphogranulomatose = lymphoepitheloides Lymphom (sogenanntes Lennert's lymphoma)

Im Rahmen einer cytologischen Studie der Lymphogranulomatose und der Piringerschen Lymphadenitis fiel uns 1952 (LENNERT 1952) bei 3 Patienten eine Lymphknotenveränderung auf, bei der die kleinherdige Epitheloidzellvermehrung die Lymphknotenstruktur vollkommen gestört hatte und ein relativ rascher tödlicher Ausgang erfolgt war. Wir hielten die Erkrankung für eine Variante des Morbus Hodgkin und nannten sie „epitheloidzellige Lymphogranulomatose" (EpiLgr).

1968 studierten wir mit MESTDAGH (LENNERT u. MESTDAGH 1968) ein größeres Untersuchungsgut und grenzten die „epitheloidzell*ige* Lymphogranulomatose" von der „epitheloidzell*reichen* Lymphogranulomatose" ab. Die EpiLgr enthielt meist keine oder nur vereinzelt Sternbergsche Riesenzellen bei kleinherdiger Epitheloidzellvermehrung. Die epitheloidzellreiche Lymphogranulomatose zeigte dagegen eine mäßige bis hohe Zahl von Sternbergschen Riesenzellen und unregelmäßigere, oft diffuse Epitheloidzellinfiltrate.

Das häufige Fehlen typischer Sternbergscher Riesenzellen bei der EpiLgr stellte die Interpretation eines Morbus Hodgkin in Frage. Auch entsprach die Morphologie von zwei beobachteten Sarkomen nicht derjenigen der sogenannten Hodgkin-Sarkome. Aus diesen und anderen Gründen empfahlen wir 1973[25] den neutraleren Begriff „lymphoepitheloides Lymphom" und hielten es für möglich, daß dieses eine Form der Non-Hodgkin-Lymphome darstellt.

Kurze Zeit später schlugen DORFMAN[26] und LUKES u. TINDLE (1975) den Begriff „Lennert's lymphoma" vor und sahen differentialdiagnostische Probleme zur immunoblastischen Lymphadenopathie. BURKE u. BUTLER (1976) publizierten danach 16 Fälle von EpiLgr. DIEBOLD et al. (1977) sowie BEDNÁŘ (1979) fügten weitere Fälle aus Europa hinzu. Seitdem ist eine lebhafte Diskussion über diese Lymphknotenveränderung in der Literatur entbrannt.[27]

NOEL[28] studierte Ende der 70er Jahre unsere inzwischen stark angewachsene Sammlung. Er konnte unter 114 Fällen, die als EpiLgr oder als EpiLgr-verdächtig angesehen worden waren, nur in 44,5% ein „Lennert's lymphoma" vom Hodgkin-Typ, d.h. eine EpiLgr im eigentlichen Sinne diagnostizieren. In 31,5% hielt er die Veränderung für eine Variante der Lymphogranulomatosis X (LgrX)

---

25 LENNERT 1973; LENNERT et al. 1975

26 DORFMAN u. WARNKE 1974; DORFMAN 1975

27 „Editorial" in Lancet 1976; ROBB-SMITH 1976; TINDLE u. LONG 1977; KIM et al. 1978b, 1980; HAYES et al. 1979

28 NOEL et al. 1979, 1980

Tabelle 6. Klinische Symptome bei 45 Fällen von epitheloidzelliger Lymphogranulomatose (lymphoepitheloides Lymphom) (nach NOEL et al. 1979)

	%	
Lymphknotenvergrößerung		
generalisiert	56	
lokalisiert	44	
davon zervikal		70
Tonsillenbefall	25	
Hepatosplenomegalie	18	
Fieber	50	
Pruritus	22	
Exanthem	0	

([angio]immunoblastische Lymphadenopathie), in 8% lag ein anderes malignes Lymphom vor (1 × noduläres Paragranulom, 2 × Morbus Hodgkin mit partiellem Lymphknotenbefall, 3 × LP-Immunocytom, 7 × immunoblastisches Lymphom). In 16% blieben die Veränderungen noch ungeklärt. NOEL definiert den Hodgkin-Typ u.a. durch den Nachweis *ganz vereinzelter* klassischer oder rudimentärer Sternbergscher Riesenzellen. Dabei erhebt sich aber die Frage nach der Signifikanz der Sternbergschen Riesenzellen. Beweisen sie wirklich einen Morbus Hodgkin oder können etwa T-lymphocytische Lymphome gleichartige Riesenzellen enthalten?

So spitzt sich die Diskussion auf die Frage zu, ob ein Hodgkin- oder Non-Hodgkin-Lymphom vorliegt. Im zweiten Falle müßte man ein T-lymphocytisches Lymphom annehmen.[29] Wir möchten die Beantwortung der Frage noch offenlassen. Wir halten es ebenso für möglich, daß die EpiLgr eine Variante des Morbus Hodgkin wie ein epitheloidzellreiches T-lymphocytisches Lymphom darstellt. Möglicherweise verbergen sich hinter diesem morphologischen Substrat sowohl echte Hodgkin-Lymphome als auch T-Zellenlymphome. Aufgrund dieser ungeklärten Situation fügen wir dieses ML als Anhang an.

Immunologie. Obwohl die bisherigen Daten der Literatur widersprüchlich sind – dies ist wohl Folge der uneinheitlichen Diagnostik! –, ist zumindest in einem erheblichen Teil der Fälle die Hauptmasse der Lymphocyten der T-Zellreihe zuzuordnen.[30] Die wenigen vorhandenen B-Lymphocyten tragen κ- und λ-Ketten an der Oberfläche.

Wir vermuten, daß die Epitheloidzellansammlung auf eine Lymphokinbildung von T-Lymphocyten zurückzuführen ist.

---

29 LUKES et al. 1978; KIKUCHI et al. 1979; MANN et al. 1979; SUCHI et al. 1979; BOM-VAN NOORLOOS et al. 1980

30 KLEIN et al. 1977; BELPOMME et al. 1978; DELSOL et al. 1978; LUKES et al. 1978; PALUTKE et al. 1978; BOM-VAN NOORLOOS et al. 1980

Abb. 64. Alter und Geschlecht bei epitheloidzelliger Lymphogranulomatose (lymphoepitheloidem Lymphom; „*Epi Lgr*") und bei epitheloidzellreichem M. Hodgkin (*Epi-reicher M. Hodgkin*)

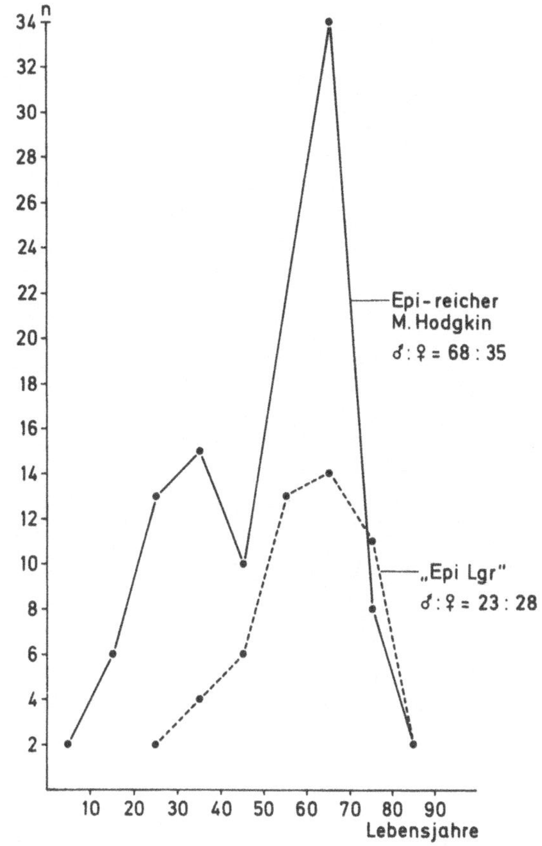

Vorkommen. Das Lymphom ist selten, es macht in unserem Routinematerial etwa 1% der Hodgkin-Lymphome aus. LUKES et al. (1978) fanden unter 425 Non-Hodgkin-Lymphomen sechs einschlägige Fälle. ROBB-SMITH (1970) berichtet über 3% seiner Hodgkin-Lymphome. Der Tumor betrifft vorwiegend die höheren Lebensalter, der Gipfel liegt zwischen dem 6. und 8. Jahrzehnt (Abb. 64). Das weibliche Geschlecht scheint leicht zu überwiegen.

Klinik (nach NOEL et al. 1979). Etwa gleichhäufig sieht man bei der ersten klinischen Untersuchung eine generalisierte oder eine lokalisierte Lymphknotenschwellung; lokalisierte Lymphknotenvergrößerungen finden sich meist im Halsbereich (Tabelle 6). Nur in etwa 18% bestand in unseren Fällen eine Hepato- und/oder Splenomegalie. Bemerkenswert häufig (25%) sind zu Beginn die Gaumentonsillen vergrößert und infiltriert. In etwa 50% der Patienten fanden wir Fieber, in 22% Pruritus, jedoch bestand – im Gegensatz zur LgrX (immunoblastische Lymphadenopathie) – niemals ein Exanthem.

Das Blutbild zeigt häufig eine Lymphopenie, gelegentlich eine Eosinophilie oder Monocytose. Die BSG ist nur selten beschleunigt. Die Ig-Werte sind meist normal. Die Tuberkulinreaktion ist meist negativ.

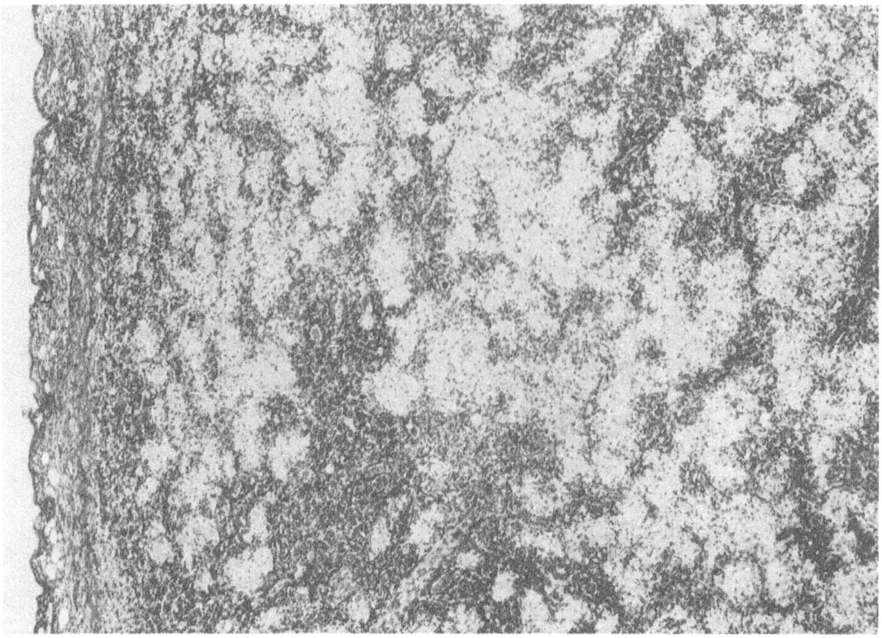

Abb. 65. Epitheloidzellige Lymphogranulomatose (lymphoepitheloides Lymphom). Lymphknotenstruktur zerstört. Zahlreiche Epitheloidzellherde durchsetzen den Lymphknoten. Keine Keimzentren. 74jährige Frau. Zervikaler LK. Giemsa. 56×

Histologie. Die Lymphknotenstruktur ist zerstört durch eine Neoplasie, die bei schwacher Vergrößerung mehr an einen Morbus Hodgkin als an ein Non-Hodgkin-Lymphom erinnert (Abb. 65 u. 66). Sie besteht vor allem aus Lymphocyten und Epitheloidzellen. Die meisten Lymphocyten zeigen ausgesprochen polymorphe Kerne. Gelegentlich kommen auch etwas größere lymphoide Formen mit Übergängen bis zu Immunoblasten vor. Diese sind jedoch nur vereinzelt eingestreut. Die lymphoiden Zellen teilen sich nicht selten mitotisch.

Die Epitheloidzellen sind überwiegend in kleinen Herden – wie bei Piringerscher Lymphadenitis (Toxoplasmose) – angeordnet, selten bilden sie größere Rasen, häufiger liegen sie allein oder zu zweien zwischen den Lymphocyten. Ihre Kerne sind teils oval, teils länglich gebogen oder geknickt, sie besitzen ziemlich große, schwach gefärbte Nukleolen. Das Chromatin ist so fein, daß es bei Giemsa-Färbung kaum erkennbar ist. Das Cytoplasma ist oxyphil, die Peripherie kann basophil sein. Die Polymorphie der Epitheloidzellen ist beträchtlich. Es kommen auch Riesenkerne vor. Auch gibt es sicher Mitosen der Epitheloidzellen. Nur selten bilden die Epitheloidzellen vielkernige Formen mit dem Bild der Langhansschen Riesenzellen. Einmal sahen wir darin einen Schaumann-Körper.

Neben Lymphocyten und Epitheloidzellen kommen *ganz vereinzelt* typische Sternbergsche Riesenzellen (Abb. 67) oder Zwergformen derselben vor. Letztere gleichen vollkommen den klassischen Sternberg-Zellen – sie besitzen auch die

a
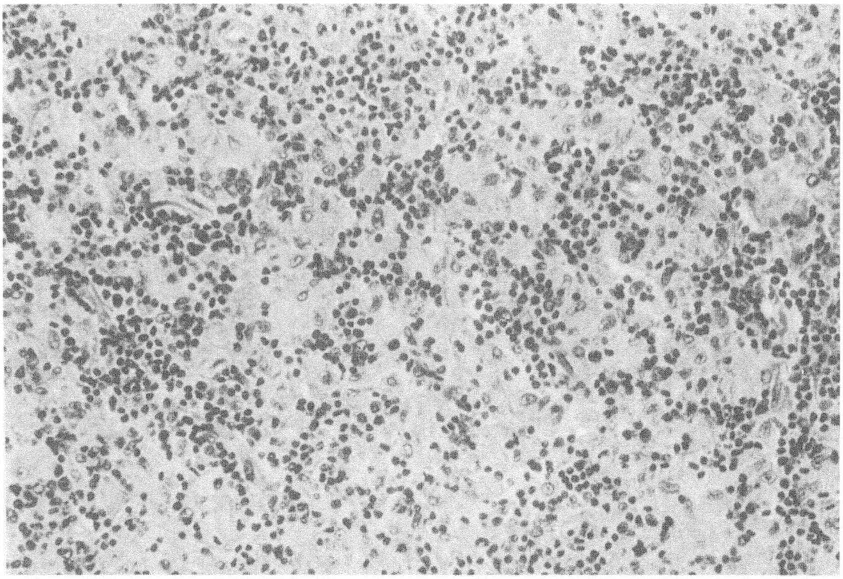

b
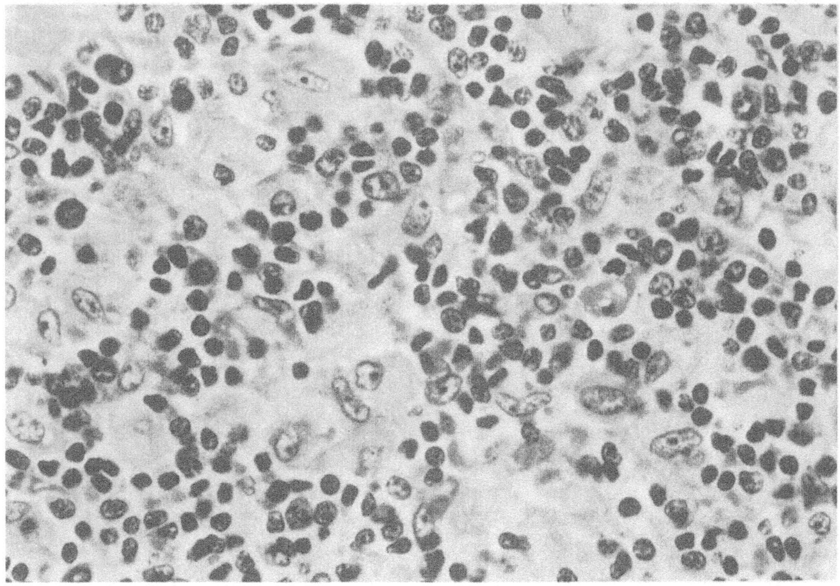

Abb. 66a, b. Epitheloidzellige Lymphogranulomatose (lymphoepitheloides Lymphom). Kleinste epitheloidzellige Herde sind diffus über den Lymphknoten verstreut. (Aus LENNERT u. MESTDAGH 1968). 53jährige Frau. HE. **a** 192×, **b** 480×

sehr großen Nukleolen! –, aber sie sind nicht so groß wie die klassischen Sternberg-Zellen. Manchmal findet man auch nur einzelne große einkernige basophile Zellen mit großen Nukleolen, die wir als Hodgkin-Zellen bezeichnen können. Da die Zahl der Sternberg- und Hodgkin-Zellen *sehr* niedrig ist, muß

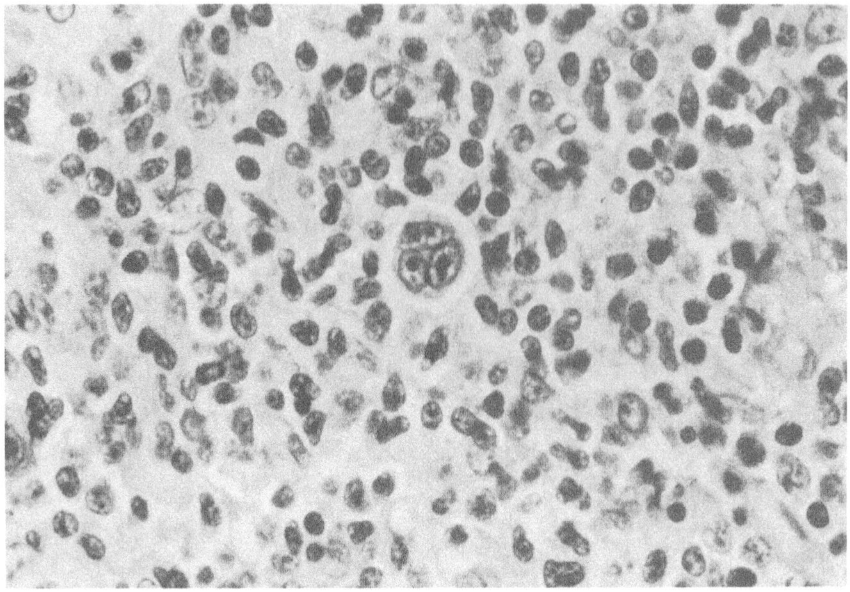

Abb. 67. Epitheloidzellige Lymphogranulomatose (lymphoepitheloides Lymphom). Sternbergsche Riesenzelle. Pleomorphe Lymphocytenkerne. 41jähriger Mann. Zervikaler LK. HE. 200×

man sehr gründlich danach suchen. Gelegentlich findet man die Riesenzellen erst in einer zweiten oder dritten Biopsie oder bei der Autopsie.

Eosinophile sind oft in kleiner Zahl, selten in mäßiger Zahl eingestreut. Plasmazellen kommen nur sehr spärlich vor.

Der Gehalt an epitheloiden Venolen ist nicht oder mäßig erhöht. Eine stärkere Faservermehrung besteht nicht, insbesondere sieht man keine größeren sklerosierten Abschnitte, auch nicht nach Therapie. Ferner kommen keine größeren Nekrosen vor.

Differentialdiagnose. Die EpiLgr muß erstens von Lymphadenitiden mit kleinherdiger Epitheloidzellreaktion, zweitens von anderen Varianten der Hodgkin-Lymphome, drittens von Non-Hodgkin-Lymphomen mit kleinherdiger Epitheloidzellreaktion und viertens von der LgrX ([angio]immunoblastische Lymphadenopathie) abgegrenzt werden.

Zu 1: Die wichtigste Lymphadenitis mit kleinherdiger Epitheloidzellreaktion ist die Piringersche Lymphadenitis. Sie stellt meist eine Toxoplasmose dar, kommt aber auch bei infektiöser Mononukleose, Histoplasmose und Brucellose vor. Hierbei ist die Lymphknotenstruktur erhalten, die Follikel enthalten hochaktive Keimzentren, die Sinus zeigen eine sogenannte unreife Histiocytose und die Pulpa ist bunt hyperplastisch. In Pulpa und *Keimzentren* sieht man die kleinherdige Epitheloidzellreaktion. Sie ist ungleichmäßig im Lymphknoten verteilt und beschränkt sich oft auf umschriebene Areale der Rinde.

Eine weitere Lymphadenitis mit kleinherdiger Epitheloidzellreaktion stellt die Lues I und II dar. Hierbei sieht man neben einem toxoplasmoseartigen

Bild eine Vaskulitis in Lymphknotensepten, -kapsel und -umgebung. Schließlich kommt die kleinherdige Epitheloidzellreaktion bei zahlreichen Hyperimmunreaktionen des Lymphknotens mit bunter Pulpahyperplasie, z.B. beim Sjögren-Syndrom, vor. Die Follikel enthalten hierbei große floride Keimzentren.

Zu 2: Wie wir früher zeigen konnten (LENNERT 1953a, b) ist die kleinherdige Epitheloidzellreaktion ein charakteristisches Frühsymptom der Lymphogranulomatose, speziell des Mischtyps. Auch beim lymphocytenreichen Typ kommt sie häufig vor. Sie wurde hier als „L & H type" bezeichnet (LUKES et al. 1966), wobei H für „histiocytes" steht, tatsächlich sind aber Epitheloidzellen[31] gemeint. Die kleinherdige Epitheloidzellreaktion als Frühsymptom des Mischtyps läßt sich meist leicht richtig einstufen: Sie entwickelt sich in T-Regionen zusammen mit einzelnen typischen Sternberg-Zellen. Große Teile des Lymphknotens, speziell Lymphfollikel mit oder ohne Keimzentren sind noch nachweisbar.

Wenn der Lymphknoten ganz lymphogranulomatös umgebaut ist, verschwinden die Epitheloidzellen meist. Dies gilt nicht für die von uns sogenannte epitheloidzell*reiche* Lymphogranulomatose, den „poorly differentiated histiocytic type" von CROSS (1969). Hierbei wird die Epitheloidzelle zur vorherrschenden Zellform. Sie bildet vielfach große Rasen und Komplexe (keine Epitheloidzellgranulome im Sinne von Tuberkeln!), das kleinherdige Bild des Anfangs tritt zurück. Im Gegensatz zur EpiLgr findet man zwischen den vorherrschenden Epitheloidzellen und den zurücktretenden Lymphocyten stets reichlich typische Sternberg-Zellen. Diese Hodgkin-Variante kommt häufig auch bei jüngeren Patienten vor und zeigt ein deutliches Überwiegen des männlichen Geschlechts (Abb. 64).

Beim lymphocytenreichen Typ des Hodgkin-Lymphoms (Paragranulom) sind die Epitheloidzellen in kleinen Herden oder auch einzeln zwischen den Lymphocyten nachweisbar. Hierbei findet man im Gegensatz zur EpiLgr Lymphocyten mit rundem Kern (überwiegend B-Lymphocyten!) und eventuell Sternberg-Zellen vom „L & H type", d.h. Sternberg-Zellen, die sich morphologisch etwas von den klassischen Sternberg-Zellen, insbesondere durch ihre kleineren Nukleolen, unterscheiden. Diese Sternberg-Zellen stellen mehrkernige B-Immunoblasten dar (POPPEMA et al. 1979).

Epitheloidzellgranulome vom Aussehen und der Größe der Tuberkel sind bei Hodgkin-Lymphomen lange bekannt,[32] sie sind hier nicht gemeint. Sie machen keinerlei differentialdiagnostische Schwierigkeiten gegenüber der EpiLgr.

Zu 3: Unter den Non-Hodgkin-Lymphomen können vor allem das LP-Immunocytom und das immunoblastische Lymphom mit einer starken kleinherdigen Epitheloidzellreaktion einhergehen. Hierbei ist gelegentlich die Ähnlichkeit zur EpiLgr groß. Zwischen den Epitheloidzellen sieht man jedoch beim LP-Immunocytom rundkernige B-Lymphocyten *und* plasmocytoide oder Plasmazellen, beim immunoblastischen Lymphom Rasen von Immunoblasten, die bei EpiLgr nie vorkommen. Bei PAP-Technik sind beide Lymphome durch die Monoklonalität der intracytoplasmatischen Immunglobuline charakterisiert.

---

31 Epitheloidzellen entstehen wohl aus Histiocyten bzw. Monocyten, aber sie phagocytieren praktisch nicht mehr, sondern sie sezernieren! Wir grenzen sie daher von den Histiocyten, deren Hauptfunktion die Phagocytose ist, ab.

32 JACKSON u. PARKER 1947; LENNERT 1953b; SACKS et al. 1978

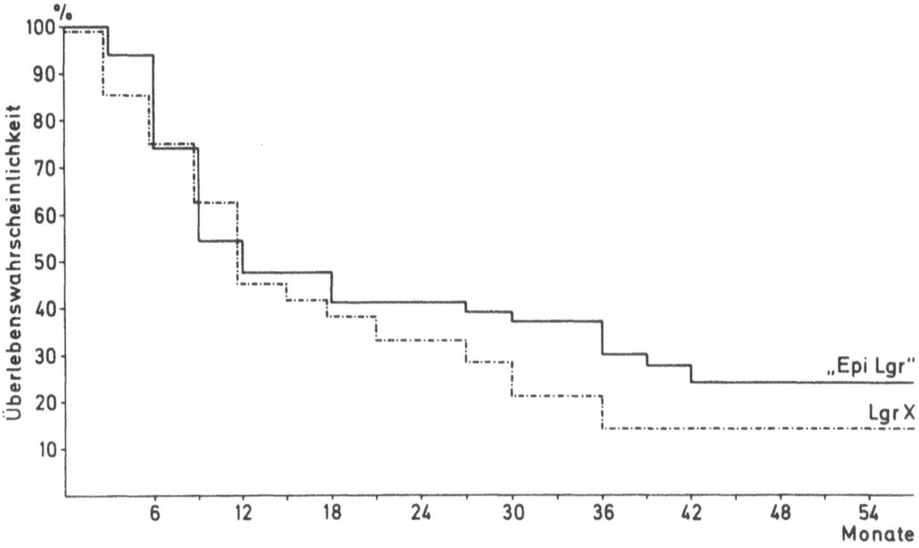

Abb. 68. Überlebenswahrscheinlichkeit *(actuarial survival)* bei epitheloidzelliger Lymphogranulomatose (lymphoepitheloidem Lymphom, n = 51; *„Epi Lgr"*) und bei Lymphogranulomatosis X vom Epitheloidzellentyp (n = 37; *LgrX*)

Zu 4: Durch die Untersuchung von Noel et al. (1979, 1980) wurde die von Dorfman u. Warnke (1974) und Lukes u. Tindle (1975) betonte Beziehung zur immunoblastischen Lymphadenopathie (LgrX) weiter unterbaut. Auch Delsol et al. (1977a, b) beschrieben eine epitheloidzellreiche immunoblastische Lymphadenopathie. Diese unterscheidet sich histologisch nach Noel auf folgende Weise: Sternberg- und Hodgkin-Zellen kommen nicht vor. Die Lymphocyten sind überwiegend rundkernig. Zwischen ihnen liegen mäßig reichlich bis reichlich Plasmazellen und ihre Vorstufen bis hin zu Immunoblasten. Das hervorstechendste Merkmal ist eine starke Vermehrung von PAS-positiven epitheloiden Venolen, die den ganzen Lymphknoten und oft auch die Kapsel und Umgebung durchsetzen. Im Faserpräparat ist die Lymphknotenstruktur oft noch leidlich zu erkennen, insbesondere sind die entzündlich infiltrierten und verbreiterten Septen und Kapsel gut abgrenzbar. Auch ein Teil der Sinus kann erhalten sein. Die Follikel fehlen oft und enthalten keine aktiven, allenfalls regressiv umgewandelte Keimzentren.

Klinisch unterscheidet sich diese epitheloidzellreiche Variante der immunoblastischen Lymphadenopathie von der EpiLgr durch höhere Ig-Werte im Blut (höhere BSG!), durch das bei der Hälfte der Patienten auftretende Exanthem und durch das Ausbleiben von Langzeitremissionen nach Chemotherapie.

Weiterentwicklung in ein hochgradig malignes Lymphom. Bereits in unserer Veröffentlichung mit Mestdagh (Lennert u. Mestdagh 1968) konnten wir über die Weiterentwicklung einer EpiLgr in ein großzelliges Lymphom, das heute wohl immunoblastisches Lymphom, speziell T-immunoblastisches Lymphom, genannt werden würde, berichten. Inzwischen sind mehrere solcher Fälle mitgeteilt worden.[33] Jedoch sind nicht alle Fälle der Literatur mit Übergang eines „Lennert's lymphoma" in ein „histiocytisches" oder immunoblastisches Lymphom als EpiLgr gesichert (z.B. MILLER et al. 1979). Möglicherweise sind sie zum Teil als epitheloidzellreiche immunoblastische Lymphadenopathie zu bezeichnen. Diese geht aber nicht ganz selten in ein B-immunoblastisches Lymphom über (LENNERT et al. 1979).

Prognose. Die Lebenserwartung der EpiLgr (lymphoepitheloides Lymphom) ist nach den bisherigen Erfahrungen niedriger als bei allen Hodgkin-Lymphomen, nur 25% unserer Patienten überlebten länger als 4 Jahre. Die Prognose der epitheloidzellreichen LgrX war etwas schlechter, der Unterschied ist jedoch statistisch nicht signifikant (Abb. 68). Die mittlere Überlebensrate unserer EpiLgr-Patienten betrug 10,5 Monate (NOEL et al. 1979, 1980). In einigen unserer Fälle konnten länger anhaltende Vollremissionen durch Bestrahlung (in den Stadien IA und IIA) oder Polychemotherapie (in den Stadien III und IV) erzielt werden.

---

33 KLEIN et al. 1977; R.J. LUKES, persönliche Mitteilung

Bezug der Kiel-Klassifikation zu anderen neuen Lymphom-Klassifikationen und besonders zur „Working Formulation“[34]

F. RILKE und K. LENNERT

Obwohl die wissenschaftlichen und prinzipiellen Voraussetzungen der Kiel-Klassifikation durch die Untersuchungen von LENNERT u.Mitarb. während der fünfziger und sechziger Jahre geschaffen worden waren (s. LENNERT 1978), wurde die Klassifikation in ihrer ursprünglichen Formulierung erst 1974 veröffentlicht (GÉRARD-MARCHANT et al. 1974). Etwa zur gleichen Zeit wurden andere Klassifikationen durch verschiedene Gruppen vorgeschlagen. Die Lukes- und Collins-Klassifikation (LUKES u. COLLINS 1974a, b) inkorporierte ebenso wie die Kiel-Klassifikation viel von den neuen, auf der Immunologie begründeten Kenntnissen über die Biographie der lymphoiden Zellen, während die Schemata, die DORFMAN (1974) und die „British National Lymphoma Investigation“ (BENNETT et al. 1974) vorschlugen, rein deskriptive morphologische Begriffe für die Definition der einzelnen Entitäten gebrauchten. Das „blaue Buch“ der WHO über „Histological and Cytological Typing of Neoplastic Diseases of Haematopoietic and Lymphoid Tissues“ (MATHÉ et al. 1976) führte eine weitere Klassifikation ein.

Das Unglück, so viele rivalisierende Klassifikationen der malignen Lymphome in dieser Zeit zu haben, war u.a. deshalb so groß, weil die klinische Onkologie als getrenntes Fach zunehmend an Bedeutung gewann und eine annehmbare Klassifikation dringend benötigte. Dies wurde ganz klar auf einer Arbeitstagung in Chicago 1973 und einer internationalen Konferenz in London im gleichen Jahr.[35] Bis zu dieser Zeit war die Rappaportsche Klassifikation weithin in USA und vielen englisch sprechenden Ländern benutzt worden. Diese Klassifikation war zuerst 1956 vorgeschlagen und in dem AFIP-Band „Tumors of the Hematopoietic System“ 1966 vollendet worden. Sie wurde als großer Fortschritt gegenüber der früheren traditionellen Klassifikation in follikuläres Lymphom, Lymphosarkom und Retikulosarkom begrüßt. Die klinische Bedeutung der Rappaportschen Klassifikation wurde in zahlreichen klinischen Studien der sechziger Jahre gezeigt; dabei wurde die bessere Prognose der nodulären gegenüber den diffusen Lymphomen betont. Jedoch machten neue wissenschaftliche Entdeckungen der frühen siebziger Jahre sichtbar, daß die Rappaportsche Klassifikation in ihrer Terminologie und ihrem Konzept nicht richtig ist. Außerdem hatten einige Studien gezeigt, daß die gestellten Diagnosen verschiedener Untersucher überraschend häufig voneinander abwichen. Vor allem dies war der Grund dafür, daß einige Kliniker eine pragmatische Unterteilung der mali-

34 Vorgetragen von BLOOMFIELD, BERARD und ROSENBERG auf mehreren Tagungen, Publikation von ROSENBERG et al. erfolgt demnächst in N Engl J Med

35 s. Br J Cancer 31 (Suppl II) (1975)

gnen Lymphome in solche mit „günstiger“ und solche mit „ungünstiger“ oder „aggressiver“ Histologie empfahlen.

Die Rappaportsche Klassifikation wurde 1976 einer erheblichen Revision unterzogen (NATHWANI et al. 1976), als die neue Entität „ML lymphoblastic“ zu den früheren Kategorien hinzugefügt wurde. Auch waren andere weniger eingreifende Veränderungen bereits empfohlen worden. Nun wurden die klinischen Benutzer der Rappaportschen Klassifikation und bis zu einem gewissen Grade auch die Pathologen unruhig, da sie merkten, daß der ehemals fest geglaubte Grund unter ihren Füßen zu wanken begann. Inzwischen faßte die Kiel-Klassifikation in verschiedenen europäischen Ländern Boden, während die Lukes- und Collins-Klassifikation besonders in den USA bekannter wurde. In dieser Situation forderten die Kliniker führender onkologischer Institutionen eine Klärung der Angelegenheit auf internationaler Basis. Es wurde daher eine großangelegte Studie geplant, organisiert und vom National Cancer Institute (USA) finanziert. Sie sollte es den Vertretern der wichtigsten neuen Lymphom-Klassifikationen und ausgewählten Pathologen, die keiner besonderen Klassifikation verpflichtet sind, ermöglichen, in relativ kurzer Zeit eine große Zahl von vorher unbehandelten Fällen in verschiedenen Institutionen zu mikroskopieren. Die klinischen Daten von 1153 Fällen und alle histologischen Diagnosen nach den sechs verfügbaren Klassifikationen wurden zentral gespeichert und dann vergleichend ausgewertet und diskutiert. Das Ergebnis war die Vorlage einer „Working Formulation of Non-Hodgkin's Lymphoma for Clinical Usage“ am 11. Januar 1980 in Stanford, California, USA.

Die „Working Formulation“ (WF) ist keine neue Klassifikation der malignen Lymphome, sondern ein terminologischer Kompromiß für die Definition von Entitäten mit Unterschieden in Verlauf, Prognose und therapeutischer Beeinflußbarkeit. Die WF enthält Prinzipien und Begriffe aus den Klassifikationen von LUKES und COLLINS, DORFMAN, der „British National Lymphoma Investigation“ und – zu einem gewissen Ausmaß – von RAPPAPORT. Es erkennt auch die Unterteilung in verschiedene Malignitätsgrade an, wie sie ursprünglich in der Kiel-Klassifikation vorgeschlagen worden waren. Die WF schließt drei Malignitätsgrade (niedrig – intermediär – hoch) ein und grenzt innerhalb dieser drei Grade 10 verschiedene Kategorien ab. Der Begriff „follikulär“ wurde dem Begriff „nodulär“ vorgezogen, wenn es um Bezeichnungen von malignen Lymphomen mit follikulärem Wachstumstyp ging. Die kursiv gedruckten Begriffe jeder Kategorie *müssen* bei der Diagnose angegeben werden, während die nicht kursiv gedruckten Begriffe hinzugefügt werden können (Tabelle 7).

Ein Hauptunterschied zwischen der Kiel-Klassifikation und der WF ist die Unterteilung der letzteren in drei Malignitätsgrade anstelle von zweien. Die zwei Grade der Kiel-Klassifikation sind begründet auf dem Prinzip, daß die niedrigmalignen Neoplasien im wesentlichen aus -„cyten“ bestehen, denen bei manchen Lymphomen eine kleine bis mäßige Zahl von -„blasten“ beigemischt ist. Dagegen bestehen die hochgradig malignen Neoplasien ausschließlich aus -„blasten“. Nach der Publikation der ursprünglichen Kiel-Klassifikation und seiner anschließenden Verfeinerungen sind jedoch einige neue Befunde kinetischer (SILVESTRINI et al. 1977) und klinischer Art (DIEHL et al. 1979) erhoben worden, die es wahrscheinlich machten, daß einige niedrigmaligne Lymphome

Tabelle 7. Vergleich der „Working Formulation" mit der Kiel-Klassifikation

„Working Formulation"	Kiel-Äquivalente
LOW GRADE	
A. *Malignant Lymphoma*	
Small Lymphocytic	
consistent with CLL	ML lymphocytisch, CLL
plasmacytoid	ML lymphoplasmocytisch/-cytoid
B. *Malignant Lymphoma, follicular*	ML centroblastisch/centrocytisch (kleinzellig), follikulär ± diffus (B. und C.)
Predominantly small cleaved cell	
diffuse areas	
sclerosis	
C. *Malignant Lymphoma, follicular*	
Mixed, small cleaved and large cell	
diffuse areas	
sclerosis	
INTERMEDIATE GRADE	
D. *Malignant Lymphoma, follicular*	
Predominantly large cell	ML centroblastisch/centrocytisch (großzellig), follikulär ± diffus
diffuse areas	
sclerosis	
E. *Malignant Lymphoma, diffuse*	
Small cleaved cell	ML centrocytisch (kleinzellig)
sclerosis	
F. *Malignant Lymphoma, diffuse*	ML centroblastisch/centrocytisch (kleinzellig), diffus; ML lymphoplasmocytisch/-cytoid, polymorph
Mixed, small and large cell	
sclerosis	
epithelioid cell component	
G. *Malignant Lymphoma, diffuse*	
Large cell	
cleaved cell	ML centroblastisch/centrocytisch (großzellig), diffus; ML centrocytisch (großzellig)
non-cleaved cell	ML centroblastisch
sclerosis	

aggressiver (oder weniger auf die Therapie ansprechen?) sind als andere und daß sich umgekehrt einige hochgradig maligne Lymphome weniger maligne verhalten als andere. Die Anerkennung einer klinisch intermediären Gruppe würde also nicht interferieren mit den derzeitigen Vorstellungen über die Kiel-Klassifikation.

Während des Treffens in Stanford wurde bemerkt, daß die Kiel-Klassifikation nicht ohne Zwang in eine solche „Formulation" eingebaut werden kann. Daher beschloß man, daß die annähernd äquivalenten Begriffe der Kiel-Klassifikation neben jeder Kategorie der WF stehen sollen. Die Benutzer der Kiel-Klassifikation und vor allem diejenigen Leser, die – z.B. wegen Übereinkünften der eigenen Institutionen oder zur Teilnahme an multizentrischen Studien – die Kiel-Terminologie in die Begriffe der WF übersetzen möchten, werden fest-

Tabelle 7 (Fortsetzung)

„Working Formulation“	Kiel-Äquivalente
HIGH GRADE	
H. *Malignant Lymphoma*	
Large cell, immunoblastic	ML immunoblastisch
plasmacytoid	
clear cell	
polymorphous	T-Zonenlymphom
epithelioid cell component	lymphoepitheloides Lymphom
I. *Malignant Lymphoma*	
Lymphoblastic	
convoluted cell	ML lymphoblastisch, „convoluted-cell type“
non-convoluted cell	ML lymphoblastisch, unklassifiziert
J. *Malignant Lymphoma*	
Small non-cleaved cell	ML lymphoblastisch, Burkitt-Typ und andere B-lymphoblastische Lymphome
Burkitt's	
follicular areas	
Miscellaneous	
Composite	–
Mycosis Fungoides	Mykosis fungoides
Histiocytic	–
Extramedullary Plasmacytoma	ML plasmocytisch
Unclassifiable	–
Other	–

stellen, daß es Probleme und Mängel in einigen Gruppen gibt, während andere Entitäten leichter angepaßt werden können. Eine Übersetzung der Kiel-Klassifikation in die WF soll im folgenden kurz versucht werden (s.a. Tabelle 8):

Die CLL der Kiel-Klassifikation findet ihr Gegenstück in der fakultativen Untergruppe „consistent with CLL“ der Gruppe A („Small Lymphocytic“), und zwar unabhängig von der Tatsache, ob eine B- oder T-CLL vorliegt. Prolymphocytenleukämie und Haarzellenleukämie kommen in der WF nicht vor. Die Mykosis fungoides ist in der letzten Gruppe („Miscellaneous“) aufgeführt, jedoch ohne das Sézary-Syndrom zu erwähnen. Das T-Zonenlymphom entspricht weitestgehend dem polymorphen Subtyp des immunoblastischen Lymphoms (Gruppe H).

LP-Immunocytome vom lymphoplasmocytischen und lymphoplasmocytoiden Subtyp sind als „Small Lymphocytic, plasmacytoid“ (Gruppe A) zu benennen. Dagegen dürfte der polymorphe Subtyp in der Kategorie F zu führen sein.

Das plasmocytische Lymphom ist als „Extramedullary Plasmacytoma“ in der „Miscellaneous“-Gruppe aufgelistet.

Das centrocytische Lymphom entspricht der Kategorie E der WF. Möglicherweise ist die relativ großzellige („anaplastische“) Variante in Kategorie G einzureihen.

Tabelle 8. Vergleich der Kiel-Klassifikation mit der „Working Formulation" (WF)

Kiel-Klassifikation	WF-Äquivalente
Lymphome von niedrigem Malignitätsgrad	
lymphocytisch	
B-CLL	Small Lymphocytic, consistent with CLL (A)
T-CLL	Small Lymphocytic, consistent with CLL (A)
Haarzellenleukämie	–
Mykosis fungoides/Sézary-Syndrom	Mycosis Fungoides/–
T-Zonenlymphom	Large cell, immunoblastic, polymorphous (H)
lymphoplasmocytisch/-cytoid	
lymphoplasmocytisch	Small Lymphocytic, plasmacytoid (A)
lymphoplasmocytoid	Small Lymphocytic, plasmacytoid (A)
polymorph	Diffuse, Mixed, small and large cell (F)
plasmocytisch	Extramedullary Plasmacytoma
centrocytisch	Diffuse, Small cleaved cell (E) Diffuse, Large cell, cleaved cell (G)
centroblastisch/centrocytisch	
follikulär follikulär und diffus	Follicular, Predominantly small cleaved cell (B) Follicular, Mixed, small cleaved and large cell (C) Follicular, Predominantly large cell (D)
diffus	Diffuse, Mixed, small and large cell (F) Diffuse, Large cell, cleaved cell (G)
Lymphome von hohem Malignitätsgrad	
centroblastisch	Diffuse, Large cell, non-cleaved cell (G)
lymphoblastisch	
B-lymphoblastisch	Small non-cleaved cell (J)
Burkitt-Typ	Small non-cleaved cell, Burkitt's (J)
T-lymphoblastisch	Lymphoblastic, convoluted cell and non-convoluted cell (I)
„convoluted-cell type"	Lymphoblastic, convoluted cell (I)
unklassifiziert	Lymphoblastic, non-convoluted cell (I)
immunoblastisch	Large cell, immunoblastic (H)

Das centroblastisch/centrocytische Lymphom vom follikulären sowie follikulären und diffusen Wachstumstyp entspricht den Kategorien B–D der WF. Die Kategorie B besteht vorwiegend aus *kleinen* Centrocyten und enthält auch stets einige (große) Centroblasten. Die Kategorie C besteht aus *kleinen* Centrocyten, enthält jedoch größere Mengen von (großen) Centroblasten. Die Kategorie D besteht aus *großen* Centrocyten und (oft oder immer?) reichlich Centroblasten. Ob diese Unterscheidung von drei Kategorien (B–D) der follikulären centroblastisch/centrocytischen Lymphome sinnvoll ist, können wir noch nicht entscheiden. Das *diffuse* centroblastisch/centrocytische Lymphom muß in Kategorie F geführt werden, sofern die Centrocytenkomponente kleinzellig ist, bei großzelliger Centrocytenkomponente ist sie in Kategorie G einzureihen.

Das centroblastische Lymphom ist ein Teil der Kategorie G, diese enthält noch die diffusen großzelligen centroblastisch/centrocytischen Lymphome und wohl die großzelligen („anaplastischen") centrocytischen Lymphome.

Das B-lymphoblastische Lymphom, einschließlich Burkitt-Typ, ist in der Kategorie J („Small non-cleaved cell“) enthalten.

Das lymphoblastische Lymphom vom „convoluted-cell type“ ist synonym in Kategorie I aufgeführt. Hier steht unser unklassifiziertes lymphoblastisches Lymphom in etwa für „non-convoluted cell“, jedoch ist die Abgrenzung von sauren Phosphatase-positiven T-Zell-Lymphomen nach der WF nicht zu treffen. Statt dessen wird der (falsche) Eindruck erweckt, als seien „convoluted cell“ und „non-convoluted cell“ lymphoblastische Lymphome grundsätzlich wesensgleich.

Das immunoblastische Lymphom ist in Kategorie H einzustufen. Hier ist mit der Bezeichnung „epitheloidzellige Komponente“ das lymphoepitheloide Lymphom („Lennert's lymphoma“) gemeint. Dieses besteht jedoch im wesentlichen aus kleinen Lymphocyten.

Ob die WF die Bedürfnisse des Klinikers erfüllen und seine Fragen beantworten wird, dürfte sich bald herausstellen. Als vorwiegend *klinisch* orientierte „Formulierung“ mag sie *vorübergehend* die bestehende Kluft überbrücken, bis die brauchbarste wissenschaftlich begründete Klassifikation der malignen Lymphome allgemeine Zustimmung finden wird. Daher kann die WF dem *Pathologen* in seiner diagnostischen und wissenschaftlichen Tätigkeit *nicht* empfohlen werden. Die wichtigsten Gründe hierfür können folgendermaßen zusammengefaßt werden:

1. Voraussetzung für eine hochwertige Lymphomdiagnostik ist eine gute Technik mit mehreren Färbungen, vor allem aber mit einer hämatologisch adäquaten Färbung (Giemsa). Gewöhnliche HE-Präparate führen in vielen Fällen nicht zu einer differenzierten Diagnose. Die WF ist aber nur auf die Beurteilung von HE-Präparaten gegründet.

2. Der Aufbau der WF ist im wesentlichen bestimmt von Überlebenskurven, stützt sich jedoch nicht auf ein durchgehendes biologisches Prinzip, wie sie etwa Histo- und Cytogenese darstellen. Infolgedessen wurden biologische und morphologische Entitäten künstlich unterteilt, während andere Entitäten ohne Berechtigung zusammengefaßt wurden. So halten wir es für unglücklich, follikuläre centroblastisch/centrocytische Lymphome in drei Kategorien aufzuführen, wovon zwei der niedrigmalignen und eines der intermediären Gruppe zugeschlagen werden. Auch wird die Zusammenfassung von CLL und LP-Immunocytom in einer Gruppe den cytologischen, biologischen und klinischen Differenzen dieser Entitäten nicht gerecht. Die Zusammenfassung von B- und T-CLL in einer Gruppe läßt die großen Differenzen beider CLL-Formen außer acht. Das gleiche gilt wohl für das nicht-immunoblastische diffuse großzellige Lymphom, das „cleaved cell“ und „non-cleaved cell“ Subtypen (centroblastisch/centrocytisch, centrocytisch und centroblastisch) enthält. Mögen die Überlebenszeiten auch ähnlich sein, die wesensmäßige Identität muß durch klinische und immunologische Studien erst bewiesen werden.

3. Die Nomenklatur der WF ist unsystematisch und willkürlich. Auch scheint uns die Bezeichnung der Keimzentrumszellen mit den Begriffen „cleaved cell“ und „non-cleaved cell“ unglücklich. Denn u.E. sollte man Zellen nicht nur nach einer Kerneigenschaft, sondern als ganzes definieren (z.B. als Centrocyten

und Centroblasten) und man sollte schon gar nicht das Fehlen einer Eigenschaft („non-cleaved“) zur Zelldefinition heranziehen.

4. Wenn der Begriff malignes Lymphom alle malignen Neoplasien der lymphoiden Zellen bezeichnen soll, fehlen einige Entitäten, z.B. die Haarzellenleukämie und einige T-Zellneoplasien. Man kann solche T-Zellneoplasien nicht einfach unter die großzelligen immunoblastischen Lymphome als „klarzellige“ oder „polymorphe“ Subtypen einordnen, da der größte Teil der („peripheren“) T-Zellenlymphome nicht großzellig ist, sondern vorwiegend aus Lymphocyten besteht.

5. In den Gruppen, in denen T- und B-Zellvarianten vorkommen (lymphocytisch, lymphoblastisch, immunoblastisch), kann häufig mit morphologischen Methoden eine Trennung in T- und B-Zellformen vorgenommen werden. Diese Trennung ist von größter Bedeutung, da verschiedene klinisch-pathologische Eigenschaften (z.B. extranodale Lokalisation, Therapierbarkeit) eine Unterscheidung dringend erfordern. Nach der WF besteht aber keine Möglichkeit, dies zu tun.

Die WF stellt also einen Kompromiß mit vielen Schwächen dar. Es war nicht das Ziel, damit irgendeine der bestehenden Klassifikationen zu ersetzen. Daher sollten alle diejenigen, die sie aus praktischen Gründen benutzen, *primär* die von ihnen bevorzugte Klassifikation anwenden. Sie sollten fortfahren, mit dieser Klassifikation Lymphomforschung zu betreiben.

Was die Kiel-Klassifikation selbst anlangt, haben Beiträge etlicher Gruppen in verschiedenen Ländern gezeigt, wie viele Vorteile sie gegenüber anderen Klassifikationen hat: Die Kiel-Klassifikation kann von Pathologen bei guter Technik leicht angewendet werden, sie hat praktische und theoretische Bedeutung für Pathologen und Kliniker, sie stimmt mit dem derzeitigen Wissensstand der Immunologie überein und ist klinisch relevant.

Methoden der morphologischen Lymphomdiagnostik

Giemsa-Färbung im Schnittpräparat

(Modifikation von LENNERT 1952, 1961)

1. Die entparaffinierten Schnitte kommen aus Aqua dest. in folgende Lösung:
   80 ml destilliertes Wasser
   20 ml Giemsa-Lösung (Merck, Darmstadt)
   Sie bleiben darin 1 Std.
2. Aus der Giemsa-Lösung kommen die Schnitte dann in 100 ml destilliertes Wasser, dem 3 bis 4 Tropfen Eisessig zugegeben werden. Die Schnitte werden darin einige Sekunden leicht bewegt, leicht andifferenziert und kommen sofort in
3. 96%igen Alkohol, in dem weiter differenziert wird, bis der gewünschte Farbton erreicht ist (Mikroskopkontrolle).
4. 3mal je 2 min Isopropanol. Dabei wird die Differenzierung abgestoppt und entwässert.
5. 3mal je 2 min Xylol.
6. Eindecken in Eukitt (Kindler, Freiburg).

Ergebnisse:

RNS, DNS: blau („basophil").
Acidophile Substanzen: orange-rot.
Saure Mucopolysaccharide: rötlich violett.

Naphthol-AS-D-Chloracetat-Esterase-Reaktion im Schnittpräparat

(LEDER 1964; LEDER u. STUTTE 1975)

Fixation: Formalin oder andere Lösungen.

Einbettung: Paraffin, Paraplast oder Kunststoffe.

Ausgangslösungen:

Lösung A („Hexazonium pararose aniline" nach DAVIS u. ORNSTEIN 1959):
1 Tropfen 4%ige Pararosanilin-Lösung mit
1 Tropfen 4%iger Natriumnitrit-Lösung gut (!) vermischen und nach ca. 60 s mit
30 ml Veronal-Acetat-Puffer, pH 7,62, verdünnen
(bei Rotfärbung wurde Pararosanilin nicht ausreichend hexazotiert!).
pH mit 2 *N* HCl auf 6,3 einstellen!

Lösung B:
10 mg Naphthol-AS-D-Chloracetat (Sigma, München) in
1 ml Dimethylformamid lösen.

Lösung A unter kräftigem Rühren zu Lösung B geben, anschließend filtrieren.

Inkubationszeit: 30 min oder 2 × 30 min unter ständigem Schütteln. Anschließend Präparate in Leitungswasser abspülen.

Kernfärbung: 10 min Hämalaun (Merck, Darmstadt), in Leitungswasser bläuen.

Eindecken: Glycerin-Gelatine.

Ergebnis:

Fermentaktivität wird durch homogenen, leuchtend roten Farbstoff angezeigt.

Saure Phosphatase-Reaktion im Tupfpräparat

(GOLDBERG u. BARKA 1962; LEDER 1967; LEDER u. STUTTE 1975)

Fixation: keine.

Ausgangslösungen:

Lösung A („Hexazonium pararose aniline“ nach DAVIS u. ORNSTEIN 1959):
6 Tropfen 4%ige Pararosanilin-Lösung mit
6 Tropfen 4%iger Natriumnitrit-Lösung gut (!) vermischen und nach ca. 60 s mit
30 ml Veronal-Acetat-Puffer, pH 7,62, verdünnen
(bei Rotfärbung wurde Pararosanilin nicht ausreichend hexazotiert!).
pH mit 2 *N* HCl auf pH 5,0–5,1 einstellen!

Lösung B:
10 mg Naphthol-AS-BI-Phosphat (Sigma, München) in
1 ml Dimethylformamid oder 2 ml Dimethylsulfoxid lösen.

Lösung A unter kräftigem Rühren zu Lösung B geben, anschließend filtrieren.

Inkubationszeit: 4(–10) Std! Präparate anschließend in Leitungswasser abspülen.

Kernfärbung: 10 min Hämalaun (Merck, Darmstadt), anschließend in Leitungswasser bläuen.

Eindecken: Glycerin-Gelatine.

Ergebnis:
Fermentaktivität wird durch roten Farbstoff angezeigt.

Saure Esterase-Reaktion im Tupfpräparat

(α-Naphthyl-Acetat-Reaktion nach MUELLER et al. 1975)

Fixation: 4 min in gepuffertem (0,1 M Na-Cacodylat, pH 7,2) 4%igem Formalin. Anschließend lufttrocknen.

Ausgangslösungen:

Lösung A:
2 g acridinfreies Pararosanilin (C.I. Nr. 42500, Chroma, Stuttgart-Untertürkheim) in
50 ml 2 *N* HCl lösen und gut mischen.
Diese Lösung kann im Dunkeln bei 4° C aufbewahrt werden.

Lösung B:
Frische 4%ige wässerige Natriumnitrit-Lösung.

Lösung A mit Lösung B (je 1,2 ml) vermischen, bis die Lösung bernsteinfarben wird.

Substratlösung:
10 mg α-Naphthyl-Acetat (Sigma, St. Louis, Missouri/USA) in
0,4 ml Aceton in einem zweiten Gefäß lösen.

Die gepufferte hexazotierte Pararosanilin-Lösung zur Substratlösung geben. pH mit 2 *N* NaOH auf 5,8 einstellen!

Inkubationszeit: 2 Std bei Zimmertemperatur.

Kernfärbung: Hämalaun.

Ergebnisse:
Enzymaktivität wird durch eine rötlich braune Reaktion dargestellt. T-Lymphocyten zeigen lokalisierte grobe paranukleäre Aktivität. Monocyten und histiocytische Retikulumzellen sind diffus positiv.

Peroxidase-Antiperoxidase (PAP)-Methode zum intracytoplasmatischen Nachweis von Immunglobulin und Lysozym im Paraffinschnitt

(Modifiziert nach Taylor u. Burns 1974; Mepham et al. 1975)

1. Deparaffinierung mit Xylol (~ 15–20 min).
2. Absteigende Alkoholreihe (100% – 90% – 70%) je ca. 3 min.
3. Verminderung der „endogenen“ Peroxidase (in Erythrocyten und Granulocyten) durch
   Methanol-H_2O_2-Bad (1 ml H_2O_2/100 ml Methanol) (10–30 min).
4. Waschen in 0,05 M Tris-Puffer, pH 7,6 (~ 10 min).
5. Demaskierung von Antigenen durch
   0,1% Trypsin-Bad bei 37° C (~ 15 bis 30 min).
6. Waschen in Tris-Puffer (~ 10 min).
7. Verminderung des unspezifischen Hintergrunds (u.a. an kollagenen Fasern) durch
   Überschichten mit normalem Schafs- oder Schweineserum (1:5) für ca. 10 min.
8. Überschüssiges Serum abkippen.
9. Überschichtung mit monospezifischem Antiserum von Kaninchen, z.B. Kaninchen-Antiserum gegen menschliche schwere Ketten (IgA, IgG, IgM, IgD), leichte Ketten (κ, λ) oder Lysozym, verdünnt mit Tris-Puffer (30 min).
10. Waschen in Tris-Puffer (3× 10 min).
11. Überschichtung mit bivalentem Antiserum gegen Kaninchen-IgG, verdünnt (1:50–80) mit Tris-Puffer (30 min).
12. Waschen in Tris-Puffer (3 × 10 min).
13. Überschichtung mit PAP, verdünnt (1:100) mit Tris-Puffer (30 min).
14. Waschen in Tris-Puffer (3 × 10 min).
15. Darstellung von Peroxidase durch Färbung mit
    3,3′-Diaminobenzidin(DAB)-Tetrahydrochlorid
    (50 mg DAB/100 ml Puffer; unmittelbar vor Gebrauch 10 µl 10% H_2O_2 dazugeben).
16. Kurz waschen unter fließendem Wasser.
17. Kernfärbung mit Hämalaun (~ 3–6 min).
18. Bläuen mit lauwarmen Wasser (~ 5 min).
19. Dehydrierung in Alkoholreihe (70% – 90% – 100%) je ca. 3 min.
20. Xylol (~ 5 min).
21. Eindecken mit Eukitt (Kindler, Freiburg).

Ergebnis:
Die Antigene stellen sich bei positivem Ausfall braun dar.

Literatur

ARSENEAU JC, CANELLOS GP, BANKS PM, BERARD CW, GRALNICK HR, DEVITA VT JR (1975) American Burkitt's lymphoma: A clinicopathologic study of 30 cases. I. Clinical factors relating to prolonged survival. Am J Med 58:314–321

BANKS PM, ARSENEAU JC, GRALNICK HR, CANELLOS GP, DEVITA VT JR, BERARD CW (1975) American Burkitt's lymphoma: A clinicopathologic study of 30 cases. II. Pathologic correlations. Am J Med 58:322–329

BARTELS H (1980) Prognose der malignen Lymphome der Keimzentren. Habilitationsschrift, Lübeck

BARTELS H, BURGER A, COMMON H, DONHUIJSEN-ANT R, GRAUBNER M, GRUPP HJ, HUHN D, LEOPOLD H, NOWICKI L, NÜRNBERGER R, RÜHL U, WALDNER R (Kieler Lymphomgruppe) (1979) Klinik und Prognose des centroblastisch-centrocytischen Lymphoms und des centroblastischen Lymphoms. In: STACHER A, HÖCKER P (Hrsg) Lymphknotentumoren. Urban & Schwarzenberg, München Wien Baltimore, S 211–217

BECKER H (1978) Maligne Non-Hodgkin-Lymphome: Pathomorphologische Grundlagen. Hautarzt [Suppl III] 29:21–29

BEDNÁŘ B (1979) Lymphoepitheloid cell malignant lymphoma (Lennert). Virchows Archiv [Pathol Anat] 382:313–322

BELPOMME D, CAILLOU B, LELARGE N, BOTTO I, PUJADE LAURAINE E, DENARO L, GERARD-MARCHANT R, DAVIES AJS, MATHÉ G (1978) Categorization of non-Hodgkin's hematosarcomas (lymphomas) according to T- and B-cell markers: Its value for diagnosis and prognosis. Recent Results in Cancer Res 64:pp 146–157

BENNETT MH, FARRER-BROWN G, HENRY K, JELLIFFE AM (1974) Classification of non-Hodgkin's lymphomas. [Letter to the Editor] Lancet II:405–406

BENNETT MH, MILLETT YL (1969) Nodular sclerotic lymphosarcoma. A possible new clinicopathological entity. Clin Radiol 20:339–343

BERARD CW, JAFFE ES, BRAYLAN RC, MANN RB, NANBA K (1978) Immunologic aspects and pathology of the malignant lymphomas. Cancer 42:911–921

BOM-VAN NOORLOOS AA (1980) Immunological aspects of lymphoid neoplasia. Academisch Proefschrift, Amsterdam

BOM-VAN NOORLOOS AA, VAN HEERDE P, CLETON FJ, HART AAM, BEHRENDT H, VON DEM BORNE AEGKR, MELIEF CJM, Lymphoma Research Group, Amsterdam (1980) Histology, immunological markers and clinical course of non-Hodgkin's lymphomas. In: BOM-VAN NOORLOOS AA Immunological Aspects of Lymphoid Neoplasia. Academisch Proefschrift, Amsterdam, pp 109–126

BRAUN-FALCO O, BURG G, SCHMOECKEL C (1978) Klassifikation von malignen Hautlymphomen. Hautarzt 29 [Suppl. III]:37–45

BREMER K, BARTELS H, BRITTINGER G, BURGER A, DÜHMKE E, GUNZER U, KÖNIG E, STACHER A, THEML H, WALDNER R (Kiel Lymphoma Group) (1977) Clinical significance of the Kiel classification of non-Hodgkin's lymphomas (NHL). In: SENO S, TAKAKU F, IRINO S (eds) Topics in Hematology. Excerpta Medica, Amsterdam (Excerpta Medica International Congress Series, No 415, pp 351–355)

BRITTINGER G, BARTELS H, BREMER K, BURGER A, DÜHMKE E, GUNZER U, KÖNIG E, SCHMALHORST U, STACHER A, STEIN H, THEML H, WALDNER R (Kieler Lymphomgruppe) (1978) Klinische Bedeutung der Kiel-Klassifikation der malignen Non-Hodgkin-Lymphome. Ergebnisse einer retrospektiven Studie. In: HARTWICH G (Hrsg) Diagnose und Therapie von Leukämien und malignen Lymphomen. Straube, Erlangen, S 57–66

Brittinger G, Bartels H, Bremer K, Burger A, Dühmke E, Gunzer U, König E, Stacher A, Stein H, Theml H, Waldner R (Kieler Lymphomgruppe) (1977) Retrospektive Untersuchungen zur klinischen Bedeutung der Kiel-Klassifikation der malignen Non-Hodgkin-Lymphome. Strahlentherapie 153:222–228

Brittinger G, Bartels H, Bremer K, Dühmke E, Gunzer U, König E, Stein H (Kieler Lymphomgruppe) (1976) Klinik der malignen Non-Hodgkin-Lymphome entsprechend der Kiel-Klassifikation: Centrocytisches Lymphom, centroblastisch-centrocytisches Lymphom, lymphoblastisches Lymphom, immunoblastisches Lymphom. In: Löffler H (ed) Maligne Lymphome und monoklonale Gammopathien. Lehmanns, München (Hämatologie und Bluttransfusion, Bd 18, pp 211–223)

Brittinger G, Bartels H, Burger A, Dühmke E, Fülle HH, Gunzer U, Heinz R, Huhn D, Löhr GW, Musshoff K, Nowicki L, Pfoch M, Pralle H, Schmalhorst U (Kieler Lymphomgruppe) (1979a) Grundlagen und bisherige Ergebnisse der prospektiven Studie der Kieler Lymphomgruppe über Non-Hodgkin-Lymphome. In: Stacher A, Höcker P (Hrsg) Lymphknotentumoren. Urban & Schwarzenberg, München Wien Baltimore, S 193–200

Brittinger G, Bartels H, Fülle HH, Gerhartz H, Gremmel H, Grisar T, Grupp HJ, Gunzer U, Huhn D, Koeppen K-M, Kubanek B, Leopold H, Löffler H, Löhr GW, Nowicki L, Rühl U, Schmidt M, Stacher A, Theml H, Lennert K (Kiel Lymphoma Study Group) (1979b) Principles and present status of a prospective multicentric study on the clinical relevance of the Kiel classification. 5th Meeting. Intern. Soc. Haemat., European and African Division, Hamburg, August 26–31, 1979

Brouet JC, Preud'Homme JL, Flandrin G, Chelloul N, Seligmann M (1976) Membrane markers in 'histiocytic' lymphomas (reticulum cell sarcomas). J Natl Cancer Inst 56:631–633

Brouet JC, Preud'Homme JL, Penit C, Valensi F, Rouget P, Seligmann M (1979) Acute lymphoblastic leukemia with pre-B-cell characteristics. Blood 54:269–273

van Buchem FL (1962) Histologisch onderzoek van de plasmacellulaire reactie en zijn plaats in de histophysiologie van de lymphklier. (Histologische Untersuchung der plasmazellulären Reaktion und ihre Bedeutung in der Histophysiologie des Lymphknotens.) Doctoral thesis, Groningen

Burke JS, Butler JJ (1976) Malignant lymphoma with a high content of epithelioid histiocytes (Lennert's lymphoma). Am J Clin Pathol 66:1–9

Catovsky D (1975) T-cell origin of acid-phosphatase-positive lymphoblasts. Lancet II:327–328

Collins RD, Leech JH, Waldron JA, Flexner JM, Glick AD (1976) Diagnosis of hematopoietic, mononuclear, and lymphoid cell neoplasms. In: Rose NR, Friedman H (eds) Manual of Clinical Immunology. American Society for Microbiology, Washington, pp 718–733

Cooper MD (1979) Early events in B-cell differentiation/maturation. Paper read at Norsk Hydro's Institute for Cancer Research/The Norwegian Cancer Society Symposium "B-Cell Neoplasia in the Perspective of Normal B-Cell Differentiation", Oslo, 14–15 June 1979

Cross RM (1969) Hodgkin's disease: histological classification and diagnosis. J Clin Pathol 22:165–182

Davis BJ, Ornstein L (1959) High resolution enzyme localization with a new diazo reagent, 'Hexazonium' pararose aniline. J Histochem Cytochem 7:297–298

Delbrück H, Weichert HC, Schmitt G, Firusian N, Wetter O (1978) Der Zusammenhang zwischen Prognose und Kieler Klassifikation der malignen Non-Hodgkin-Lymphome. Eine katamnestische Studie über 201 Patienten. Klin Wochenschr 56:539–543

Delsol G, Fabre J, Familiades J, Ohayon E, Kuhlein E, Fedou R, Couret B (1978) Lennert's lymphoma. [Letter to the Editor] Am J Clin Pathol 69:646

Delsol G, Familiades J, Voigt JJ, Gorguet B, Pris J, Laurent G, Fabre J (1977a) Les adénopathies dysimmunitaires et pseudo-lymphomateuses. I. Lymphadénopathies immunoblastiques et plasmocytaires. Ann Anat Pathol (Paris) 22:41–60

Delsol G, Familiades J, Voigt JJ, Gorguet B, Pris J, Laurent G, Fabre J (1977b) Les adénopathies dysimmunitaires et pseudo-lymphomateuses. II. Lymphadénopathies riches en cellules épithélioïdes. Ann Anat Pathol (Paris) 22:61–74

Dick FR, Maca RD (1978) The lymph node in chronic lymphocytic leukemia. Cancer 41:283–292

Diebold J, Reynes M, Tricot G, James J-M, Zittoun R, Bilski Pasquier G (1977) Lymphome malin lympho-épithélioïde (lymphome de Lennert). Nouv Presse Méd 6:2145–2151

Diehl V, Schaadt M, Georgii A (1979) Clinical implications of pathological and immunological patterns in non-Hodgkin lymphomas. In: Crowther DG (ed) Leukemia and Non-Hodgkin

Lymphoma. Pergamon Press, Oxford New York (Advances in Medical Oncology, Research and Education, Vol 7, pp 163–177)

DONHUIJSEN K, LEDER L-D (1979) Zur Natur, Prognose und Nomenklatur der angioimmunoblastischen Lymphadenopathie (Lymphogranulomatosis X bzw. T-Zonen-Lymphom). Dtsch Med Wochenschr 104:887–888

DORFMAN RF (1974) Classification of non-Hodgkin's lymphomas. [Letter to the Editor] Lancet I:1295–1296

DORFMAN RF (1975) Lymphadenopathy. [Letter to the Editor] Hum Pathol 6:264

DORFMAN RF, WARNKE R (1974) Lymphadenopathy simulating the malignant lymphomas. Hum Pathol 5:519–550

DÜHMKE E (1976) Zur klinischen Relevanz der histologischen Differenzierung maligner Non-Hodgkin-Lymphome nach der „Kiel-Klassifikation". Eine retrospektive Studie entsprechender Korrelationen bei 228 Fällen aus Schleswig-Holstein. Strahlentherapie 152:129–139

Editorial (1976) The Lennert lymphoma. Lancet II:507

FISCHER R (1978) Pathologie der malignen Lymphome unter besonderer Berücksichtigung neuerer Klassifikationen. Med Welt 29:16–20

FU SM, CHIORAZZI N, KUNKEL HG, HALPER JP, HARRIS SR (1978) Induction of in vitro differentiation and immunoglobulin synthesis of human leukemic B lymphocytes. J Exp Med 148:1570–1578

GALTON DAG, GOLDMAN JM, WILTSHAW E, CATOVSKY D, HENRY K, GOLDENBERG GJ (1974) Prolymphocytic leukaemia. Br J Haematol 27:7–23

GARWICZ S, LANDBERG T, LINDBERG L-G, ÅKERMAN M (1978) Clinico-pathological correlations in the Kiel classific. of non-Hodgkin's lymphomata in children. Scand J Haematol 20:171–180

GEORGII A, KRMPOTIC E, STÜNKEL K, THIELE J, VYKOUPIL K-F, DIEHL V (1979) Verwendung der Kiel-Klassifikation unter gleichzeitigem Einsatz von Zytogenetik, Membranmarkern und Elektronenmikroskopie. In: STACHER A, HÖCKER P (Hrsg) Lymphknotentumoren. Urban & Schwarzenberg, München Wien Baltimore, S 82–90

GÉRARD-MARCHANT R (1974a) Une nouvelle approche physio-morphologique des lymphomes malins non hodgkiniens. Bull Cancer (Paris) 61:1–10

GÉRARD-MARCHANT R (1974b) Conceptions nosologiques actuelles des lymphomes malins non hodgkiniens. Ann Anat Pathol (Paris) 19:149–162

GÉRARD-MARCHANT R, HAMLIN I, LENNERT K, RILKE F, STANSFELD AG, VAN UNNIK JAM (1974) Classification of non-Hodgkin's lymphomas. [Letter to the Editor] Lancet II:406–408

GOLDBERG AF, BARKA T (1962) Acid phosphatase activity in human blood cells. Nature 195:297

GREAVES MF, BROWN G, RAPSON NT, LISTER TA (1975) Antisera to acute lymphoblastic leukemia cells. Clin Immunol Immunopathol 4:67–84

GUNZER U, BARTELS H, BURGER A, COMMON H, DABAG S, FÜLLE HH, HUHN D, LEOPOLD H, LÖFFLER H, NOWICKI L, VOGT W, WALDNER R (Kieler Lymphomgruppe) (1979) Klinik und Prognose des lymphoblastischen Lymphoms. In: STACHER A, HÖCKER P (Hrsg) Lymphknotentumoren. Urban & Schwarzenberg, München Wien Baltimore, S 229–233

HABESHAW JA, CATLEY PF, STANSFELD AG, BREARLEY RL (1979) Surface phenotyping, histology and the nature of non-Hodgkin lymphoma in 157 patients. Br J Cancer 40:11–34

HANAOKA M, SASAKI M, MATSUMOTO H, TANKAWA H, YAMABE H, TOMIMOTO K, TASAKA C, FUJIWARA H, UCHIYAMA T, TAKATSUKI K (1979) Adult T cell leukemia. Histological classification and characteristics. Acta Pathol Jpn 29:723–738

HAYES D, ROBERTSON JH (1979) Malignant lymphoma with a high content of epithelioid histiocytes. J Clin Pathol 32:675–680

HEIMANN R, VANNINEUSE A, DE SLOOVER C, DOR P (1978) Malignant lymphomas and undifferentiated small cell carcinoma of the thyroid: a clinicopathological review in the light of the Kiel classification for malignant lymphomas. Histopathol 2:201–213

HEINZ R, STACHER A, THEML H, PRALLE H, BREMER K, BRUNSWICKER F, BURKERT M, COMMON H, FÜLLE HH, GRÜNEISEN A, HERMANN F, LEOPOLD H, LIFFERS R, NOWICKI L, NÜRNBERGER R, RENGSHAUSEN H, RÜHL U, SCHOENGEN A, SCHMIDT M, WIRTHMÜLLER R, SCHWARZE E-W (Kiel Lymphoma Study Group) (1979) Immunocytic lymphoma, a clinical entity distinct from chronic lymphocytic leukemia. 5th Meeting. Intern. Soc. Haemat., European and African Division, Hamburg, August 26–31, 1979

HELBRON D, BRITTINGER G, LENNERT K (1979) T-Zonen-Lymphom. Klinisches Bild, Therapie und Prognose. Blut 39:117–131

HENRY K (1979) Reactive and proliferative disorders of the alimentary tract. VIIth Europ. Congr. Path., Valencia, Spain, September 17–21, 1979

ISOBE T, IKEDA Y, OHTA H (1979) Comparison of sizes and shapes of tumor cells in plasma cell leukemia and plasma cell myeloma. Blood 53:1028–1030

JACKSON H JR, PARKER F JR (1947) Hodgkin's Disease and Allied Disorders. Oxford University Press, New York

JELLINGER K, RADASZKIEWICZ T, SLOWIK F (1975) Primary malignant lymphomas of the central nervous system in man. Acta Neuropathol (Berl) Suppl 6:95–102

JONES SE, FUKS Z, BULL M, KADIN ME, DORFMAN RF, KAPLAN HS, ROSENBERG SA, KIM H (1973) Non-Hodgkin's lymphomas. IV. Clinicopathologic correlation in 405 cases. Cancer 31:806–823

KAISERLING E (1977) Non-Hodgkin-Lymphome. Ultrastruktur und Cytogenese. Fischer, Stuttgart New York (Veröffentlichungen aus der Pathologie, Heft 105)

KAISERLING E (1978) Ultrastructure of non-Hodgkin's lymphomas. In: LENNERT K Malignant Lymphomas Other than Hodgkin's Disease. Springer, Berlin Heidelberg New York (Handbuch der speziellen pathologischen Anatomie und Histologie, Bd 1, Teil 3B, S 471–528)

KANSU E, HAUPTMAN SP (1979) Suppressor cell population in Sézary syndrome. Clin Immunol Immunopathol 12:341–350

KELÉNYI G (1978) Die Klassifikation der Non-Hodgkin-Lymphome: Tatsachen und Perspektiven. Folia Haematol (Leipz) 105:585–605

KIKUCHI M, MITSUI T, MATSUI N, SATO E, TOKUNAGA M, HASUI K, ICHIMARU M, KINOSHITA K, KAMIHIRA S (1979) T-cell malignancies in adults: Histological studies of lymph nodes in 110 patients. Jpn J Clin Oncol 9 (Suppl): 407–422

KIM H, DORFMAN RF (1974) Morphological studies of 84 untreated patients subjected to laparotomy for the staging of non-Hodgkin's lymphomas. Cancer 33:657–674

KIM H, DORFMAN RF, RAPPAPORT H (1978a) Signet ring cell lymphoma. A rare morphologic and functional expression of nodular (follicular) lymphoma. Am J Surg Pathol 2:119–132

KIM H, JACOBS C, WARNKE RA, DORFMAN RF (1978b) Malignant lymphoma with a high content of epithelioid histiocytes. A distinct clinicopathologic entity and a form of so-called "Lennert's lymphoma". Cancer 41:620–635

KIM H, NATHWANI BN, RAPPAPORT H (1980) So-called "Lennert's lymphoma". Is it a clinicopathologic entity? Cancer 45:1379–1399

KLEIN MA, JAFFE R, NEIMAN RS (1977) "Lennert's lymphoma" with transformation to malignant lymphoma, histiocytic type (immunoblastic sarcoma). Am J Clin Pathol 68:601–605

KÖNIG E, BARTELS H, BURGER-SCHÜLER A, COMMON H, DÜHMKE E, ENGELHARD M, FÜLLE HH, GUNZER U, KOEPPEN K-M, LEOPOLD H, NOWICKI L, OERTEL J, PAETZMANN S, RÜHL U, SCHMIDT M, SCHOENGEN A, SCHOLLE H, STACHER A, WOLF-HORNUNG B, SCHWARZE EW (Kiel Lymphoma Study Group) (1979a) Germinal center cell lymphomas: Prognostic significance of their histopathological differentiation. 5th Meeting. Intern. Soc. Haemat., European and African Division, Hamburg, August 26–31, 1979

KÖNIG E, SCHMALHORST U, BARTELS H, BRUNSWICKER F, COMMON H, GRAUBNER M, HEINZ R, LEOPOLD H, MENDE S, NOWICKI L, NÜRNBERGER R, THEML H, ZITZELSBERGER G (Kieler Lymphomgruppe) (1979b) Klinik und Prognose des centrocytischen Lymphoms. In: STACHER A, HÖCKER P (Hrsg) Lymphknotentumoren. Urban & Schwarzenberg, München Wien Baltimore, S 207–210

KÖVARY PM, NIEDORF H, SOMMER G, BREU H, KAMANABROO P, BÜCHNER T, MACHER E (1977) Paraproteinaemia in Sézary syndrome. Dermatologica 154:138–146

LAWRENCE EC, BRODER S, JAFFE ES, BRAYLAN RC, DOBBINS WO, YOUNG RC, WALDMANN TA (1978) Evolution of a lymphoma with helper T cell characteristics in Sézary syndrome. Blood 52:481–492

LEDER L-D (1964) Über die selektive fermentcytochemische Darstellung von neutrophilen myeloischen Zellen und Gewebsmastzellen im Paraffinschnitt. Klin Wochenschr 42:553

LEDER L-D (1967) Die fermentcytochemische Erkennung normaler und neoplastischer Erythropoesezellen in Schnitt und Ausstrich. Blut 15:289–293

LEDER L-D, STUTTE HJ (1975) Seminar für hämatologisch-zytochemische Techniken. Verh Dtsch Ges Pathol 59:503–509

LENNERT K (1952) Zur histologischen Diagnose der Lymphogranulomatose. Habilitationsschrift, Frankfurt/M

LENNERT K (1953a) Histologische Studie zur Lymphogranulomatose. I. Die Cytologie der Lymphogranulomzellen. Frankfurt Z Pathol 64:209–234

LENNERT K (1953b) Studien zur Histologie der Lymphogranulomatose. II. Die diagnostische Bedeutung der einzelnen Zellelemente. Frankfurt Z Pathol 64:343–356

LENNERT K (1961) Lymphknoten. Diagnostik in Schnitt und Ausstrich. Cytologie und Lymphadenitis. Springer, Berlin Göttingen Heidelberg (Handbuch der speziellen pathologischen Anatomie und Histologie, Bd 1, Teil 3A)

LENNERT K (1967) Classification of malignant lymphomas (European concept). In: RÜTTIMANN A (ed) Progress in Lymphology. Thieme, Stuttgart, pp 103–109

LENNERT K (1969) Pathologisch-anatomische Klassifikation der malignen Lymphome. Strahlentherapie [Sonderbd] 69:1–7

LENNERT K (1973) Pathologisch-histologische Klassifizierung der malignen Lymphome. In: STACHER A (ed) Leukämien und maligne Lymphome. Urban & Schwarzenberg, München Berlin Wien, pp 181–194

LENNERT K (1976) Klassifikation und Morphologie der Non-Hodgkin-Lymphome. In: LÖFFLER H (ed) Maligne Lymphome und monoklonale Gammopathien. Lehmanns, München (Hämatologie und Bluttransfusion, Bd 18, S 145–166)

LENNERT K, in collaboration with MOHRI N, STEIN H, KAISERLING E, MÜLLER-HERMELINK HK (1978) Malignant Lymphomas Other than Hodgkin's Disease. Springer, Berlin Heidelberg New York (Handbuch der speziellen pathologischen Anatomie und Histologie, Bd 1, Teil 3B)

LENNERT K, KAISERLING E, MAZZANTI T (1978) Diagnosis and differential diagnosis of lymphoepithelial carcinoma in lymph nodes: Histological, cytological and electron-microscopic findings. In: DE-THÉ G, ITO Y (eds) Nasopharyngeal Carcinoma: Etiology and Control. Intern. Agency for Research on Cancer, Lyon (IARC Scientific Publications, Vol 20, pp 51–64)

LENNERT K, KNECHT H, BURKERT M (1979) Vorstadien maligner Lymphome. Verh Dtsch Ges Pathol 63:170–196

LENNERT K, LÖFFLER H, LEDER L-D (1961) Fermenthistochemische Untersuchungen des Lymphknotens. I. Mitt. Alkalische Phosphatase in Schnitt und Ausstrich. Virchows Arch [Pathol Anat] 334:399–418

LENNERT K, MESTDAGH J (1968) Lymphogranulomatosen mit konstant hohem Epitheloidzellgehalt. Virchows Arch [Pathol Anat] 344:1–20

LENNERT K, MOHRI N, STEIN H, KAISERLING E (1975) The histopathology of malignant lymphoma. Br J Haematol 31 [Suppl]:193–203

LEVINE PH, CHO BR, CONNELLY RR, BERARD CW, O'CONOR GT, DORFMAN RF, EASTON JM, DEVITA VT (1975) The American Burkitt lymphoma registry: A progress report. Ann Intern Med 83:31–36

LI C-Y, HARRISON EG JR (1978) Histochemical and immunohistochemical study of diffuse large-cell lymphomas. J Clin Pathol 70:721–732

LUKES RJ (1979) The immunologic approach to the pathology of malignant lymphomas. Am J Clin Pathol 72:657–669

LUKES RJ, BUTLER JJ, HICKS EB (1966) Natural history of Hodgkin's disease as related to its pathologic picture. Cancer 19:317–344

LUKES RJ, COLLINS RD (1974a) A functional approach to the classification of malignant lymphoma. Recent Results in Cancer Res 46:18–30

LUKES RJ, COLLINS RD (1974b) Immunologic characterization of human malignant lymphomas. Cancer 34:1488–1503

LUKES RJ, COLLINS RD (1975a) New approaches to the classification of the lymphomata. Br J Cancer 31 [Suppl II]:1–28

LUKES RJ, COLLINS RD (1975b) A functional classification of malignant lymphomas. In: REBUCK JW, BERARD CW, ABELL MR (eds) The Reticuloendothelial System. Williams & Wilkins, Baltimore (Monographs in Pathology, No 16, pp 213–242)

LUKES RJ, PARKER JW, TAYLOR CR, TINDLE BH, CRAMER AD, LINCOLN TL (1978) Immunologic approach to non-Hodgkin lymphomas and related leukemias. Analysis of the results of multiparameter studies of 425 cases. Semin Hematol 15:322–351

LUKES RJ, TINDLE BH (1975) Immunoblastic lymphadenopathy. A hyperimmune entity resembling Hodgkin's disease. N Engl J Med 292:1–8

MANDARD AM, TANGUY A, VERNHES JC, ABBATUCCI JS, MANDARD JC (1977) Lymphomes malins non hodgkiniens. Étude rétrospective de 64 cas classés selon les nomenclatures de Kiel et Rappaport. Bull Cancer (Paris) 64:347–364

Mann RB, Jaffe ES, Berard CW (1979) Malignant lymphomas – A conceptual understanding of morphologic diversity. Am J Pathol 94:104–192

Mathé G, Pouillart P, Sterescu M, Amiel JL, Schwarzenberg L, Schneider M, Hayat M, de Vassal F, Jasmin C, Lafleur M (1971) Subdivision of classical varieties of acute leukemia. Correlation with prognosis and cure expectancy. Eur J Clin Biol Research 16:554–560

Mathé G, Rappaport H, O'Conor GT, Torloni H (1976) Histological and cytological typing of neoplastic diseases of haematopoietic and lymphoid tissues. World Health Organization, Geneva (International Histological Classification of Tumors, No 14)

McKenna RW, Parkin J, Brunning RD (1979) Morphologic and ultrastructural characteristics of T-cell acute lymphoblastic leukemia. Cancer 44:1290–1297

Mepham BL, Frater W, Mitchell BS (1979) The use of proteolytic enzymes to improve immunoglobulin staining by the PAP technique. Histochem J 11:345–357

Meugé C, Hoerni B, de Mascarel A, Durand M, Richaud P, Hoerni-Simon G, Chauvergne J, Lagarde C (1978) Non-Hodgkin malignant lymphomas. Clinico-pathologic correlations with the Kiel classification. Retrospective analysis of a series of 274 cases. Eur J Cancer 14:587–592

Meusers P, Bartels H, Brittinger G, Common H, Dühmke E, Fülle HH, Gunzer U, Heinz R, König E, Musshoff K, Pralle H, Schmalhorst U, Theml H, Krüger GRF, Lennert K (1979a) Heterogeneity of diffuse "histiocytic" lymphoma according to the Kiel classification. [Letter to the Editor] N Engl J Med 301:384

Meusers P, Bremer K, Bartels H, Brunswicker F, Burger A, Common H, Heinz R, Leopold H, Löffler H, Nowicki L, Vogt W, Waldner R (Kieler Lymphomgruppe) (1979b) Klinik und Prognose des immunoblastischen Lymphoms. In: Stacher A, Höcker P (Hrsg) Lymphknotentumoren. Urban & Schwarzenberg, München Wien Baltimore, S 224–228

Miller R, Spicer SS, Kurtz SM (1979) Histiocytic lymphoma in a patient with Lennert's lymphoma. Report of a case with unusual cytoplasmic inclusions. Arch Pathol Lab Med 103:279–283

Mitrou PS, Queisser W, Lennert K, Sandritter W (1969) Kombinierte autoradiographisch-cytophotometrische Untersuchungen von Keimzentrumszellen der menschlichen Tonsille. Virchows Arch [Cell Pathol] 3:156–170

Mueller J, Brun del Re G, Buerki H, Keller H-U, Hess MW, Cottier H (1975) Nonspecific esterase activity: A criterion for differentiation of T and B lymphocytes in mouse lymph nodes. Eur J Immunol 5:270–274

Müller-Hermelink HK, Lennert K (1978) The cytologic, histologic, and functional bases for a modern classification of lymphomas. In: Lennert K Malignant Lymphomas Other than Hodgkin's Disease. Springer, Berlin Heidelberg New York (Handbuch der speziellen pathologischen Anatomie und Histologie, Bd 1, Teil 3B, S 1–71)

Musshoff K (1979) Die Strahlentherapie der Non-Hodgkin-Lymphome. Indikation und Probleme. In: Stacher A, Höcker P (Hrsg) Lymphknotentumoren. Urban & Schwarzenberg, München Wien Baltimore, S 157–165

Musshoff K, Schmidt-Vollmer H, Lennert K, Sandritter W (1976) Preliminary clinical findings on the Kiel classification of malignant lymphomas. Z Krebsforsch 87:229–238

Nanba K, Jaffe ES, Braylan RC, Soban EJ, Berard CW (1977) Alkaline phosphatase-positive malignant lymphoma. A subtype of B-cell lymphomas. Am J Clin Pathol 68:535–542

Nathwani BN (1979) A critical analysis of the classifications of non-Hodgkin's lymphomas. Cancer 44:347–384

Nathwani BN, Kim H, Rappaport H (1976) Malignant lymphoma, lymphoblastic. Cancer 38:964–983

Nathwani BN, Kim H, Rappaport H, Solomon J, Fox M (1978) Non-Hodgkin's lymphomas. A clinicopathologic study comparing two classifications. Cancer 41:303–325

Nieuwenhuis P, Lennert K (1980) Histophysiology of normal lymphoid tissue and immune reactions. In: van den Tweel JG (ed) Malignant Lymphoproliferative Diseases. Leiden University Press, The Hague Boston London, (Boerhaave Series for Postgraduate Medical Education, Vol. 17, pp 3–12)

Noel H, Helbron D, Lennert K (1979) Die epitheloidzellige Lymphogranulomatose (sogenanntes „Lennert's lymphoma"). In: Stacher A, Höcker P (Hrsg) Lymphknotentumoren. Urban & Schwarzenberg, München Wien Baltimore, S 40–45

NOEL H, HELBRON D, LENNERT K (1980) Epithelioid cellular lymphogranulomatosis (lymphoepithelioid cell lymphoma). Histologic and clinical observations. In: VAN DEN TWEEL JG (ed) Malignant Lymphoproliferative Diseases. Leiden University Press, The Hague Boston London, (Boerhaave Series for Postgraduate Medical Education, Vol 17, pp 433–445)

PALUTKE M, VARADACHARI C, WEISE RW, HUSAIN M, TABACZKA P (1978) Lennert's lymphoma, a T-cell neoplasm. [Letter to the Editor] Am J Clin Pathol 69:643–646

PANGALIS GA, NATHWANI BN, RAPPAPORT H (1977) Malignant lymphoma, well differentiated lymphocytic. Its relationship with chronic lymphocytic leukemia and macroglobulinemia of Waldenström. Cancer 39:999–1010

PAPADIMITRIOU CS, MÜLLER-HERMELINK U, LENNERT K (1979) Histologic and immunohistochemical findings in the differential diagnosis of chronic lymphocytic leukemia of B-cell type and lymphoplasmacytic/lymphoplasmacytoid lymphoma. Virchows Arch [Pathol Anat] 384:149–158

PAPADIMITRIOU CS, SCHWARZE E-W (1980) Extramedullary non-gastrointestinal plasmocytoma. An immunohistochemical study of sixteen cases. Cancer to be published

POPPEMA S, HALIE R, ELEMA JD (1978) Alkaline phosphatase positive lymphoma, functional and morphological aspects. Z Immunitaetsforsch 154:351–352

POPPEMA S, KAISERLING E, LENNERT K (1979) Nodular paragranuloma and progressively transformed germinal centers. Ultrastructural and immunohistologic findings. Virchows Arch [Cell Pathol] 31:211–225

RAI KR, SAWITZKY A, CRONKITE EP, CHANANA AD, LEVY RN, PASTERNACK BS (1975) Clinical staging of chronic lymphocytic leukemia. Blood 46:219–234

RAPPAPORT H (1966) Tumors of the Hematopoietic System. Atlas of Tumor Pathology, Sect 3, Fasc 8. Armed Forces Institute of Pathology, Washington

RAPPAPORT H, WINTER WJ, HICKS EB (1956) Follicular lymphoma. A re-evaluation of its position in the scheme of malignant lymphoma, based on a survey of 253 cases. Cancer 9:792–821

RILKE F, PILOTTI S, CARBONE A, LOMBARDI L (1978) Morphology of lymphatic cells and of their derived tumours. J Clin Path 31:1009–1056

ROBB-SMITH AHT (1970) A cool look at the reticuloses. Edinburgh

ROBB-SMITH AHT (1976) Lennert lymphoma. [Letter to the Editor] Lancet II:970

SACKS EL, DONALDSON SS, GORDON J, DORFMAN RF (1978) Epithelioid granulomas associated with Hodgkin's disease. Clinic. correlations in 55 previously untreated patients. Cancer 41:562–567

SANDRITTER W, GRIMM H (1977) Non-Hodgkin-Lymphome. Eine Übersicht. Med Welt 28:1533–1538

SCHMALHORST U, BARTELS H, BOLL I, BURGER-SCHÜLER A, COMMON H, FÜLLE HH, GRAUBNER M, HEINZ R, HUHN D, LEOPOLD H, MEUSERS P, NOWICKI L, NÜRNBERGER R, OERTEL J, RÜHL U, SIEBER G, SCHMIDT M, SCHOENGEN A, STRASSNER A, SCHWARZE EW (Kiel Lymphoma Study Group) (1979) Clinical and prognostic heterogeneity of high-grade malignant lymphomas. 5th Meeting. Intern. Soc. Haemat., European and African Division, Hamburg, August 26–31, 1979

SCHWARZE E-W (1979a) Alkalische Phosphatase-positive Non-Hodgkin-Lymphome – Eine cytochemische Studie. Verh Dtsch Ges Pathol 63:488

SCHWARZE E-W (1979b) Zur Cytologie, Cytochemie und Diagnose der Non-Hodgkin-Lymphome im Tupfpräparat. Habilitationsschrift, Kiel

SILVESTRINI R, PIAZZA R, RICCARDI A, RILKE F (1977) Correlation of cell kinetic findings with morphology of non-Hodgkin's malignant lymphomas. J Natl Cancer Inst 58:499–504

SPIRO S, GALTON DAG, WILTSHAW E, LOHMANN R (1975) Follicular lymphoma: A survey of 75 cases with special reference to the syndrome resembling chronic lymphocytic leukaemia. Br J Cancer 31 [Suppl II]:60–72

STACHER A, BARTELS H, BREMER K, BRUNSWICKER F, COMMON H, FÜLLE HH, GUNZER U, LEOPOLD H, NOWICKI L, OERTER D, PRALLE H, THEML H, WALDNER R (Kieler Lymphomgruppe) (1979) Klinik und Prognose der lymphoplasmozytoiden malignen Lymphome (Immunozytome). In: STACHER A, HÖCKER P (Hrsg) Lymphknotentumoren. Urban & Schwarzenberg, München Wien Baltimore, S 218–223

STEIN H, KAISERLING E, LENNERT K, PARWARESCH MR (1973) Makroglobulinbildende chronische lymphatische Leukämie ohne Makroglobulinämie. Klin Wochenschr 51:389–396

STEIN H, LENNERT K, PARWARESCH MR (1972) Malignant lymphomas of B-cell type. Lancet II:855–857

STEIN H, PETERSEN N, GAEDICKE G, LENNERT K, LANDBECK G (1976) Lymphoblastic lymphoma of convoluted or acid phosphatase type – a tumor of T precursor cells. Int J Cancer 17:292–295

STEIN H, SIEMSSEN U, LENNERT K (1978) Complement receptor subtypes C3b and C3d in lymphatic tissue and follicular lymphoma. Br J Cancer 37:520–529

STEIN H, TOLKSDORF G, LENNERT K (1980) T-cell neoplasia in the perspective of normal T-cell differentiation. In: VAN DEN TWEEL JG (ed) Malignant Lymphoproliferative Diseases. Leiden University Press, The Hague Boston London, (Boerhaave Series for Postgraduate Medical Education, Vol 17, pp 315–329)

STOLZENBACH G, GARBRECHT M (1979) Cyclic induction chemotherapy with cyclophosphamide, vincristine, prednisone, and bleomycin of high-grade malignant non-Hodgkin's lymphomas according to the Kiel classification. J Cancer Res Clin Oncol 93:93–98

STRAUCHEN JA, YOUNG RC, DEVITA VT JR, ANDERSON T, FANTONE JC, BERARD CW (1978) Clinical relevance of the histopathological subclassification of diffuse "histiocytic" lymphoma. N Engl J Med 299:1382–1387

SUCHI T, TAJIMA K, NANBA K, WAKASA H, MIKATA A, KIKUCHI M, MORI S, WATANABE S, MOHRI N, SHAMOTO M, HARIGAYA K, ITAGAKI T, MATSUDA M, KIRINO Y, TAKAGI K, FUKUNAGA S (1979) Some problems on the histopathological diagnosis of non-Hodgkin's malignant lymphoma. A proposal of a new type. Acta Pathol Jpn 29:755–776

SYMMERS WSTC (1978) The lymphoreticular system. In: SYMMERS WSTC (ed) Systemic Pathology, 2nd ed, Vol 2. Churchill Livingstone, Edinburgh London New York, pp 504–891

TAKÁCSI-NAGY L, TARKOVÁCS G, SZENDE B, GRÁF F (1978) A clinicopathological study of non-Hodgkin's malignant lymphomas in terms of the Kiel classification. Folia Haemat (Leipz) 105:79–92

TAYLOR CR, BURNS J (1974) The demonstration of plasma cells and other immunoglobulin-containing cells in formalin-fixed, paraffin-embedded tissues using peroxidase-labelled antibody. J Clin Pathol 27:14–20

THEML H, BURGER A, KEIDITSCH E, ENNE W, EGGERT K, DIETZFELBINGER H, GRÄFF L, ZSIDA L (1977) Klinische Beobachtungen zur Charakterisierung des splenomegalen Immunozytoms. Med Klin 72:1019–1032

THEML H, PRALLE H, BARTELS H, COMMON H, GUNZER U, HUHN D, LEOPOLD H, MEUSERS P, NOWICKI L, SCHOLLE H, WALDNER R, WEISSENFELS I (Kieler Lymphomgruppe) (1979) Offene Fragen zur Differentialdiagnose, Klinik und Therapie der chronischen lymphatischen Leukämie. In: STACHER A, HÖCKER P (Hrsg) Lymphknotentumoren. Urban & Schwarzenberg, München Wien Baltimore, S 201–206

THIEL E, RODT H, NETZEL B, HUHN D, WÜNDISCH GF, HAAS RJ, BENDER-GÖTZE C, THIERFELDER S (1978) T-Zell-Antigen positive, E-Rosetten negative akute Lymphoblastenleukämie. Blut 36:363–369

TINDLE BH, LONG JC (1977) Case Records of the Massachusetts General Hospital, Case 30–1977. N Engl J Med 297:206–211

TOLKSDORF G, STEIN H (1979) Acid alpha-naphthyl acetate esterase in hairy cell leukemia cells and other cells of the hematopoietic system. Blut 39:165–176

TOLKSDORF G, STEIN H, LENNERT K (1980) Morphological and immunological definition of a malignant lymphoma derived from germinal-centre cells with cleaved nuclei (centrocytes). Br J Cancer 41:168–182

VAN UNNIK JAM, BREUR K, BURGERS JMV, CLETON F, HART AAM, STENFERT KROESE WF, SOMERS R, VAN TURNHOUT JMMPM (1975) Non-Hodgkin's lymphomata: Clinical features in relation to histology. Br J Cancer 31 [Suppl II]:201–207

VANDEN HEULE B, VAN KERKEM C, HEIMANN R (1979) Benign and malignant lymphoid lesions of the stomach. A histological reappraisal in the light of the Kiel classification for non-Hodgkin's lymphomas. Histopathol 3:309–320

VELDMAN JE (1970) Histophysiology and electron microscopy of the immune response. Thesis, University of Groningen

VOGLER LB, CRIST WM, BOCKMAN DE, PEARL ER, LAWTON AR, COOPER MD (1978) Pre-B-cell leukemia. A new phenotype of childhood lymphoblastic leukemia. N Engl J Med 298:872–878

WALDRON JA, LEECH JH, GLICK AD, FLEXNER JM, COLLINS RD (1977) Malignant lymphoma of peripheral T-lymphocyte origin. Immunologic, pathologic, and clinical features in six patients. Cancer 40:1604–1617

ZUR HAUSEN H (1979) Viral etiology of diseases of the hematopoietic system. Recent Results in Cancer Res 69:1–5

Sachverzeichnis

Halbfett gedruckte Seitenzahlen weisen auf wichtige Textstellen hin.
Hinweise auf Abbildungs- und Tabellennummern sind *kursiv* gedruckt.

K. Lennert

Malignant Lymphomas

Other Than Hodgkin's Disease

Histology · Cytology · Ultrastructure · Immunology

In collaboration with N. Mohri, H. Stein, E. Kaiserling, H.-K. Müller-Hermelink
Translated by F. D. Dallenbach, M. Soehring

1978. 287 figures (in 425 separate illustrations), 47 in color, 114 tables. XX, 833 pages
(Handbuch der speziellen pathologischen Anatomie und Histologie, Band 1, Teil 3B)
Cloth DM 295,–
ISBN 3-540-08020-1

Contents: The Cytologic, Histologic, and Functional Bases for a Modern Classification of Lymphomas. – Methodologic Prerequisites for a Differential Diagnosis of Lymphomas. – Classification of Non-Hodgkin's Lymphomas. – Histopathology and Diagnosis of Non-Hodgkin's Lymphomas. – Ultrastructure of Non-Hodgkin's Lymphomas. – The Immunologic and Immunochemical Basis für the Kiel-Classification.

The authors have developed a classification of the "non-Hodgkin's lymphomas" that is based on modern concepts of the B-and T-lymphocytes systems. It was deemed necessary to correlate the results of immunochemical and immunocytologic studies to data from thorough morphologic analyses for each lymphoma. Giemsa-stained paraffin sections of good quality laid the ground for the later studies. When possible, each diagnosis was supplemented, substantiated or corrected in accordance with the more differentiated morphology demonstrated in imprints and by electron microscopy. Cytochemical and histochemical findings were also taken into consideration. The outcome of these efforts was a classification that defines the various entities according to immunologic criteria and that allows morphologic identification of most lymphomas. It uses the terminology of the Kiel-Classification.

Springer-Verlag
Berlin
Heidelberg
New York

Made in United States
Cleveland, OH
23 October 2026

46772629R00084